读医家故事
赏中医精神

王诗源　尹永田　**主编**

耿雪梅　李　涵　张　芳　秦玉婷　赵庆洋　李亚萍　**副主编**

全国百佳图书出版单位
中国中医药出版社
·北京·

图书在版编目（CIP）数据

读医家故事，赏中医精神 / 王诗源，尹永田主编
. -- 北京：中国中医药出版社，2024.5（2025.4重印）
ISBN 978-7-5132-8652-7

Ⅰ . ①读… Ⅱ . ①王… ②尹… Ⅲ . ①中国医药学—
普及读物 Ⅳ . ① R2-49

中国国家版本馆 CIP 数据核字 (2024) 第 021831 号

中国中医药出版社出版

北京经济技术开发区科创十三街 31 号院二区 8 号楼
邮政编码　100176
传真　010-64405721
北京盛通印刷股份有限公司印刷
各地新华书店经销

开本 880×1230　1/32　印张 5　字数 53 千字
2024 年 5 月第 1 版　2025 年 4 月第 2 次印刷
书号　ISBN 978 - 7 - 5132 - 8652 - 7

定价　28.00 元
网址　www.cptcm.com

服 务 热 线　010-64405510
购 书 热 线　010-89535836
维 权 打 假　010-64405753

微信服务号　zgzyycbs
微商城网址　https://kdt.im/LIdUGr
官 方 微 博　http://e.weibo.com/cptcm
天猫旗舰店网址　https://zgzyycbs.tmall.com

如有印装质量问题请与本社出版部联系（010-64405510）
版权专有　侵权必究

内容提要

　　传统医药学是中国传统文化的一支瑰宝，其所涵盖的不仅是丰富的治病救人的知识与技术，还有中国古代传统的自然、哲学与人文、科学知识。本书通过讲述古代中华名医的典故，穿插生动有趣的故事，展现大医济世救人的情怀，传承创新的精神，修身齐家的感悟，古今映照，以古喻今，希望能给读者以启迪、感悟。本书内容浅显易懂，非常适合大众读者闲暇时阅读欣赏，也可供从医者在工作之余细细品味。

目 录

上篇——治学

不贪虚功、实事求是的医宗扁鹊　　　　　2

"仓公"淳于意，开明而严谨　　　　　　5

易水学派张元素，虚怀若谷，不畏权威　　8

王惟一铸铜人，传针灸千古佳话　　　　12

"外科鼻祖"华佗的切身实践　　　　　　16

"为医林改错"的王清任　　　　　　　19

吴有性——古代传染病学先驱　　　　　23

抱朴子葛洪与《肘后备急方》　　　　　27

朱丹溪志坚不移，拜师学医　　　　　　31

甄权谏废"笞背"之刑的医学伦理精神　　34

刘禹锡亲验之《传信方》　　36

李时珍行万里路撰写《本草纲目》　　39

张锡纯的科学实验精神　　42

孙思邈，在探索革新中前行　　45

"外治之宗"吴尚先的开拓创新　　50

麻风病专家沈之问　　53

"针圣"杨继洲　　56

博学好问的赵学敏　　59

知难而进，攻坚克难的陈自明　　63

文章千古事，得失寸心知

　　——古代名医是如何著书立说的　　68

下篇——修身

病若在己身，医者父母心　　82

存淡泊明志，弃攀慕虚名　　89

但虑病危重，己身置度外　　　　　94

三人有吾师，同行不相轻　　　　　98

医者需自律，慎独修正身　　　　　110

不文过饰非，做"自讼之医"　　　　113

言行必周全，病私需慎言　　　　　119

轻利存仁义，勿倚技牟利　　　　　127

病普同一等，医一视同仁　　　　　134

上医能医国，医者家国情　　　　　140

94

98

110

113

119

127

134

140

上篇——治学

不贪虚功、实事求是的
医宗扁鹊

扁鹊，姬姓，秦氏，名越人，春秋战国时期名医，渤海郡鄚（今雄县鄚州镇）人。《史记·太史公自序》云："扁鹊言医，为方者宗。"晋代葛洪则以扁鹊为"治疾之圣"，明代杨继洲称扁鹊为"祖师"。扁鹊不但是中医学学科的奠基人之一，他高尚的医德医风和实事求是的学术精神堪称万世之表率。

根据典籍记载，魏文侯曾问名医扁鹊："你们兄弟三人都精于医术，那么请问，在你们三兄弟中，究竟谁的医术是最好的呢？"扁鹊回答道："大哥的医术最好，二哥的医术差些，而我是三个人中医术最差的那一个。"他解释说："大哥治病，是在疾病发生之前，患者自己还没有意识到自己身体不适，大哥就能识别发病的先兆，并及时给药，预防了疾病的发作。他是治未病，但这也使他的医术难以被人认可。二哥治病，是在病初起之时，症状尚不明显，二哥稍加用药就能遏制病情。别人都认为二哥只能治小病。而我治病，都是在病情十分严重，患者痛苦万分时。我需要用砭石在经脉上穿刺放血，或在患处敷以毒药以毒攻毒，这样治疗效果比较引人注意，病情改善比较明显，以至于我名闻天下。"扁鹊非常实事求是地分析和评价了自己兄弟三人的医疗水平。

据传，扁鹊到虢国行医，赶上虢太子暴死，扁鹊听闻太子暴死的经过后感觉非常蹊跷，便主动至虢宫门下求治，发现太子只是体内气血猝然闭塞不通，从而出现

"死亡"的假象。于是扁鹊快速地在太子的头、胸、足等处的几个穴位进行砭石针刺治疗，使太子起死回生了。人们都认为扁鹊是神医，称赞他能"起死复生"。扁鹊却谦逊地说："越人非能生死人也，此自当生者，越人能使之起耳。"扁鹊没有借此标榜自己能起死回生，而是实事求是地评价了自己，认为只不过是把没有真正死去的患者救过来而已。

扁鹊这种淡泊名利、谦虚谨慎的高尚医德医风和实事求是的科学态度，为后世医家树立了楷模，其被尊奉为"医宗"，当之无愧。

"仓公"淳于意，开明而严谨

淳于意是西汉初期著名的医学家。汉文帝时，他曾任齐太仓令，故称"仓公"。大史学家司马迁对他特别推崇，在《史记》中，将他和医宗扁鹊放在一起，做了《扁鹊仓公列传》。而医圣张仲景在《伤寒杂病论》的序言中，也把淳于意与神农、扁鹊等相提并论，可见其学术影响力之大。

淳于意最突出的贡献是首创病历的书写。他对每位就诊患者的个人资料、疾病的诊断治疗经过等都进行了详细记载，并将典型病例的治疗经验和教训等一一如实进行总结，形成目前所知中国医学史上第一部载于文献的医案——"诊籍"。这在世界历史上也是首创，比西方病历的创立早数百年。

淳于意的"诊籍"中不仅有自己治疗成功的病案，而且有误诊的病案记录。据载，汉文帝曾问他诊病是否能做到全部正确而没有失误，淳于意坦诚回复："时时失之，臣意不能全也。"意思是自己不能做到诊治万无一失。他将误诊及治疗不当的病案记录在册，用来警示自己，也提醒其他医者在面对类似的情况时不要犯相同的错误。能坦诚面对自己的失误，并愿意把误诊医案作为教学资料流传于世，让后世医者引以为戒，以惠及百姓，淳于意这种实事求是的科学态度，着实令人钦佩。

在封建社会，同行之间往往将自己的治病秘方视为谋生的饭碗，都是秘而不宣，甚至很多家族还立下传男不传女的规矩。而淳于意在行医过程中，发现单靠自己一个人的能力根本无法救治天下苍生，于是便决心打破这种封闭知识的狭隘意识。对每一位找他求学的人，他都毫不吝惜自己所学，悉心指导，非常乐于公开自己的诊疗经验和有效的药方。同时他还非常注重医学传承教育，是秦汉时期文献记载中带徒最多的一位医家。淳于意思想开明，胸襟开阔，他那大公无私的学术精神值得我们每一个人学习。

易水学派张元素，
虚怀若谷，不畏权威

　　张元素，字洁古，宋金时期的名医，易水学派创始人，后世又尊称他为"易水老人"，著有《脏腑标本寒热虚实用药式》《珍珠囊》等传世经典之作。

　　张元素性格谦逊，遇到医术比他好的人就主动去学习。他曾经为一位叫刘景升的危重患者治疗。患者当时面色蜡黄，形容枯槁，气若游丝。张元素判断其已经是病入膏肓，便告知患者家人他也实在没有回天之力。几年后，张元素偶遇刘景升，刘景升不仅没有病亡，反而身体强壮。张元素询问事情经过，刘景升说家人请了一位道人为他诊治，道人让他每日吃梨喝梨汤，病竟然逐渐痊愈了。张元素听完之后，非常愧疚，感叹自己学识不足，眼睁睁让患者回家等死。张元素对自己的徒弟们说："人命大于天，行医治病，但凡患者有一点生机，我们就不能放弃，山外有山，我们要多去向别人学习。"秉持这样谦逊的态度，张元素的医术不断进步，最终成为一代名医。

张元素非常谦逊，但在学术医理的探究方面，无论是面对前代的成规，还是当代的权威，他都敢于质疑和探究。据《金史·张元素传》记载，由于金元以前佛老玄学泛滥，医家多因循守旧，盲目尊崇古方。而张元素认为"运气不齐，古今异轨"，即不同的时间和地点，气候、地理及人文因素不同，病情也与古有所不同，拘泥于古方是行不通的。每次他针对患者的实际症状开出新的药方，都获得很好的效果，还提出了很多新的理论观点。

当时同朝名医、金元四大家之一的刘完素，医名显赫一时，且他年长张元素近20岁，一直反对张元素的观点。有一次，刘完素生病了，他按照自己的理论辨证治疗，却一直不见好转。其他的医生听说刘完素都治不了，自己更不敢前去应诊。张元素听说后竟不请自到，但刘完素面朝墙壁而卧，根本不理睬他。张元素毫不在意，自行给刘完素诊脉，就其病情谈了自己的观点。刘完素听了表示认可，决定就按张元素的思路治疗，不久病就好了。从此，刘完素也认同了张元素的很多创新理论。

张元素在无名道医面前勇于承认自己医术上存在不足，在学术名望比自己高的权威前辈面前也敢于出手，这种谦虚求实又锐意进取的精神，使得他在医学方面不断取得新成就，后人不仅尊他为"易水学派"鼻祖，还称他为"医学改革家"。明代李时珍称赞张元素"大扬医理，《灵》《素》之下，一人而已"。

王惟一铸铜人，
传针灸千古佳话

　　王惟一，宋代杰出的针灸学家和医学教育家。他总结了宋以前针灸学的发展，编写了《铜人腧穴针灸图经》，并主持铸造针灸铜人两座。针灸铜人的铸造开创了针灸教学进行实际操作的先河，同时将穴位和经络形象直观地进行展示，对针灸学临床和教学起到了很大的推动作用，为历代针灸学家所推崇，为中国医学的发展做出了不可磨灭的贡献。

　　王惟一所取得的学术成就与他宝贵的学术创新精神是分不开的。北宋年间，针灸术非常盛行，但是由于历代战乱和朝代交替，造成很多针灸典籍遗失，后世书籍中对经典针灸理论的摘录和传抄更是错误频出，导致学习者看不到针灸经典著作的原貌，以至于穴位错误定位、应用等情况经常发生。这种情况下，作为翰林医官的王惟一决心编绘一部规范的针灸图谱。他考订针灸经络，"纂集旧闻，订正讹谬"，编撰《铜人腧穴针灸图经》（简称《针灸图经》）三卷，后来被作为针灸学教材，在全国范围内统一发行。《针灸图经》完稿后，王惟一担心在流传的过程中再次出现传抄讹谬，便创造性地将之刻于石壁上，在大相国寺内建成针灸图石壁堂，昭示公众，以便学者观摩。

王惟一还创造性地主持铸造了两个标有十二条经脉循行路线及穴位的铜人，以使学者配合《针灸图经》用于学习针灸。

王惟一亲自设计铜人，从塑胚、制模以至铸造的全部过程，他都和工匠们在一起，攻克了无数技术难关，终于在1027年铸成了两座针灸铜人。铜人体表标有354个穴位名称，所有穴位都凿穿小孔，体内还有木雕的五脏六腑和骨骼。这些铜人既是老师讲授"人体腧穴课"的"金刚钻"，又是检查学生腧穴定位的"试金石"。考试时在铜人体表涂蜡，体内注满水，令被试者取穴进针。如果取穴部位准确，则针进而水出；如取穴有误，则针不能插入。

《铜人腧穴针灸图经》和针灸铜人对经络及穴位的规范和推广普及起到了积极作用，同时促进了针灸医疗技术的发展，是中国针灸史上的里程碑，被视为中国医学史上的珍宝。在医学史上，针灸铜人是世界上最早创制的人体经脉经穴模型，也是世界上最早的如实反映人体内脏及骨骼的解剖模型，开创了直观化教学的先例。

正是由于王惟一严谨创新的精神，才有了这么多"世界首创"的出现。

"外科鼻祖"
华佗的切身实践

　　华佗，沛国谯县人，东汉末年著名的医学家。华佗医术高明、全面，精通内、外、妇、儿、针灸各科，尤其擅长外科，精于手术，《三国演义》中就记载了华佗用手术疗法为关羽治疗手臂箭伤的故事。

　　华佗生活的三国时代，魏、蜀、吴争战不休，外伤患者大量出现，迫切需要外科手术疗法。为了减轻患者外科手术时的痛苦，华佗想了不少办法，做了不少试验，却总是达不到预期效果。有一次他去行医的时候，听当地百姓说有一种臭麻子花（曼陀罗花）具有麻醉作用，他便请老百姓带他去找这种植物，并亲自服用尝试。用后他感觉头晕目眩，满嘴发麻。他采集了很多臭麻子花回去进行试验，同时还走访了许多医生，收集了其他一些有麻醉作用的草药，经过多次不同配方的炮制研究，终于成功配制出具有麻醉作用的药剂。他又尝试把麻醉药和热酒进行配制，发现麻醉的效果更好，便给这种药取名"麻沸散"。华佗应用麻沸散进行手术比美国医生摩尔顿应用乙醚麻醉术要早 1600 多年。正是因为华佗具有强大的创新研究精神和实践精神，从而使其研制出有效的外科麻醉药，所以他也被后人称为"外科鼻祖"。

即使被誉为"神医"，华佗依旧保持着孜孜不倦的求学精神和不耻下问的谦逊态度。有一次，华佗给一位年轻人诊治头风病，效果不好。后来年轻人的病被一位乡野郎中给治好了，华佗便去找那位郎中拜师学艺。他担心自己名声太大，人家会拒收，便改名换姓去当了学徒。在当学徒期间，华佗勤勤恳恳，最终学得了治疗头风病的绝技。待到出师之时，郎中才知道眼前这个卑躬谦逊的学徒竟然是医名远扬的华佗，不由地惊叹不已。

华佗的另一个重大贡献，是对运动健身疗法的提倡和创新。他把体育运动和强体祛病联系起来，创作了一套健身操——"五禽戏"，通过模仿"虎、鹿、熊、猿、鸟"五种动物的动作来祛病强身，开辟了医疗事业的新领域，为人类的养生保健事业作出了巨大贡献。正是因为华佗创新钻研的精神，才取得了这么多辉煌的成就。

"为医林改错"的王清任

王清任，字勋臣，直隶玉田（今属河北）人，是清代富有革新精神的解剖学家与医学家。王清任的人体解剖实践是我国医学史上的大胆创新。他根据解剖观察及行医经验，写成了一部具有创新精神的解剖学专著——《医林改错》，对我国解剖学的发展作出了重大贡献，被西方医学界称为中国近代解剖学家。

王清任年轻时即尽心学医，曾在京师（今北京）行医，名噪一时。他在研习历代医书和临床实践的过程中，发现"古人脏腑论及所绘之图，立言处处自相矛盾"，故认为古书中对人体内脏结构的描写与实际情况不符，并认为"著书不明脏腑，岂不是痴人说梦；治病不明脏腑，何异于盲子夜行"。封建社会受传统儒家忠孝思想的影响，认为"身体发肤，受之父母，不敢毁伤"，解剖人体被视为大逆不道，封建政府也都制定各种法律条文禁止解剖、破坏尸体。但王清任却敢于冲破封建礼教束缚，想尽一切办法进行尸体的解剖学研究。

清嘉庆二年（1797），王清任至滦县稻地镇行医时，适逢流行"瘟疹痢症"，每日死小儿百余。他不畏染病之险，一连10多天，详细对照研究了30多具尸体的内脏。他将实际所见与古医书所绘的"脏腑图"相比较，发现古书中的记载与实际多不相合。为解除对古医书中记载的小儿"五脏六腑，成而未全"的怀疑，嘉庆四年（1799）六月，王清任在奉天行医时，听闻有一女犯将被判处剐刑（肢体割碎），便赶赴刑场，仔细观察，发现成人与小儿的脏腑结构大致相同。后来他又到京师、奉天等地多次观察尸体，并向恒敬（道光年间领兵官员，见过死人颇多）求教，明确了横膈膜是人体内脏上下的分界线。此外，王清任也曾多次做过"以畜较之，遂喂遂杀"的动物解剖实验。

经过30多年的钻研，本着"非欲后人知我，亦不避后人罪我，惟愿医林中人……临症有所遵循，不致南辕北辙"的科学态度，王清任终于搞清了人体的内部结构。他根据所得资料，精心绘出了《脏腑图记》，并于逝世前1年，著成《医林改错》一书（两卷）。书中有图谱25幅，自创新方31首，纠正了古代医书中对人体脏腑记载的不少错误，是我国中医解剖学方面具有重大革新意义的著作。《医林改错》一书极大地丰富了中医学宝库，对世界医学的发展也有一定影响。梁启超评论他"诚中国医界极大胆革命论者，其人之学术，亦饶有科学的精神"。范行准在《中国医学史略》中也评价王清任"就他伟大实践精神而言，已觉难能可贵，绝不逊于修制《本草纲目》的李时珍"。

吴有性
——古代传染病学先驱

　　吴有性，字又可，江苏吴县人，生活在明末清初之际，是"温疫学派"的创始人，著有《温疫论》一书，其学术思想使中医温疫学说独立成体系，并开创了一套温热病的辨证论治体系。正是因为他具有那种不畏艰险的创新实践精神，才使他成为中国古代传染病学的先驱。

　　明崇祯十四年（1641），河北、山东、江苏、浙江等地瘟疫肆虐，疫疠死者枕藉的惨状处处可见。但是当时的大夫大多使用《伤寒论》里的治法来进行治疗，一味地追求经方，缺乏自主辨证的能力，很多时候耽误了病情，导致"一巷百余家，无一家仅免；一门数十口，无一仅存者"的悲惨局面。吴有性认为"守古法不合今病"，指出患者"不死于病，乃死于医"。

吴又可不畏艰险，亲自深入疫区，他不仅和患者亲密接触，而且去研究发病的动物，以考证动物是否和瘟疫有关。通过深入研究探索，吴又可提出了"牛病而羊不病，鸡病而鸭不病，人病而禽兽不病，究其所伤不同，因其气各异也"的"种属免疫"观点。同时，通过结合气候因素、环境因素、预防措施和社会因素等条件，吴又可对瘟疫的发生、发展、传播等进行深入研究，创造性提出疫病的病是因为"戾气"而非一般的六淫病邪导致，继而创立了"戾气"学说，并撰写了《温疫论》一书。该著作开我国传染病学研究之先河，率先提出病毒传染学说，比西方要早了200多年。因此"戾气"致病之学说也是世界传染病医学史上一个伟大的创举。

吴又可还根据自己的研究指出，患者从感触疫邪到发病是存在一段间隔时间的，也就是我们常说的"潜伏期"。然而当时吴又可的创新理论并没有得到广泛的认可，甚至被后来的医学大家们视作"异类"。当时的权威陈修园对《温疫论》不屑一顾，认为其"创异说以欺人，切不可随波逐流"。但时至今日，吴又可这些来源于实践的观点很多被现代医学一一证实。他的"戾气说"与后来西医所说的"病原微生物学说"非常契合。吴又可还提出以物遮掩口鼻的防止传染的措施，并提出通过隔离患者、焚烧尸体及患者用品等方法，以阻止疫情扩散，这些措施及方法都实实在在收到了防控效果。

吴又可的医学成就不仅造福了当时的万千患者，还使当代中国人民得到福祉，在与疫病斗争中起到过显著的作用。

2003 年，我国医家曾以《温疫论》中的经方——达原饮来对抗"非典"。后来，达原饮在新型冠状病毒感染轻症患者的治疗中也起到了重要的作用。吴又可通过实际行动，完美诠释了实践是检验真理的唯一标准，创新才是发展的第一动力。

抱朴子葛洪与
《肘后备急方》

因成功提取青蒿素获得诺贝尔生理学或医学奖的屠呦呦女士，曾在获奖致辞中说："每每遇到研究困境时，我就一遍又一遍温习中医古籍，正是葛洪《肘后备急方》有关'青蒿一握，以水二升渍，绞取汁，尽服之'以截疟的记载，给了我灵感和启发，使我联想到提取过程可能需要避免高温，由此改用低沸点溶剂的提取方法，并最终突破了科研瓶颈。只叹生不逢时，如果东晋时期就有诺贝尔奖的话，我想，葛洪应该是中国第一个获此殊荣的医者。"

屠呦呦致辞中提到的葛洪是东晋著名

的医药学家。葛洪为后世作出如此巨大的贡献，与其刻苦求学的精神是分不开的。《初潭集》中记载葛洪年少时家道中落，"衣不避寒……食不充虚"，而且家中数次失火，收藏的经典书籍都被焚毁完了，他就背着书箱步行，去别人家借书抄写。《晋书·葛洪传》中记载，葛洪白天需要上山打柴以换取书籍，夜晚抄读记诵，用卖木柴的钱买纸抄书，晚上点燃柴草一边取暖，一边借火光阅读。"孜孜而勤之，夙夜以勉之，命尽日中而不释，饥寒危困而不废……诚乐之自然也。"求知的乐趣，使他不分昼夜，不顾饥寒，孜孜不倦地读书。他不仅勤学，而且好问，常常跑几十里路去寻师求教。葛洪如此沉迷于求知学习，没有任何玩耍类的爱好，甚至不知道棋盘上有多少条线，也不知常用赌具的名称。曾经有个官宦子弟，嘲笑埋头苦学的葛洪说："你读那些书能当饭吃吗？你看我不读书，不是也比你过得好吗？"葛洪淡淡地回敬道："污泥中的泥鳅，不知四海之广阔宽广；腐草中的萤火虫，看不到日月的光辉。"

葛洪一生淡薄名利，潜心研究医学和养生保健学，认为"对权贵之家，虽近在咫尺也不去逢迎；对有识之士，虽路途遥远艰险也一定去造访"。葛洪读书涉猎极广，在《抱朴子·外篇·自叙》中提到，"但贪广览，于众书乃无不暗诵精持，曾所披涉，自正经、诸史、百家之言，下至短杂文章，近万卷"。

葛洪潜心研学的同时，也敢于"疑古"，他反对"贵远贱今"，强调创新，认为"古书虽多，未必尽善"，坚持贯彻重视实验的思想。葛洪这种学习和实践的精神使得他在世界医学历史上开创了诸多第一：他是世界上首次记载天花病的医学家，比阿拉伯的雷撒斯要早500多年；他发现了沙虱是传染疾病的媒介（恙虫病），比美国医生帕姆在 1878 年的记载要早 1500 多年；他还是第一个将狂犬的脑子敷在狂犬患者伤口上来医治狂犬病的人，因此他也是预防医学的介导者。

葛洪在行医实践中，注重总结治疗心得，虚心向民间医生学习并收集民间医疗经验，以此为基础，完成了百卷著作《玉函方》。葛洪一贯主张用简便易得之方，反对用贵重难求之药。自谓："篱陌之间，顾眄皆药；众急之病，无不毕备。"其将有关临床常见疾病、急病及其治疗等摘要简编而成《肘后备急方》，堪称中医史上第一部临床急救手册。

朱丹溪志坚不移，拜师学医

朱丹溪，名震亨，字彦修，是元代著名医学家，因其故居有条美丽的小溪名作"丹溪"，所以后世学者尊之为"丹溪翁"或"丹溪先生"。

朱丹溪从小聪敏好学，苦读儒家经典"四书五经"，以便走封建社会"学而优则仕"之路。在他15岁那年，父亲、伯父、叔叔先后因病去世，而这"一切皆殁于药之误也"，都是医生诊治用药不当造成的。在他30多岁的时候，他的母亲也得了疑难病，"众工束手"，很多医生都无能为力。而中国的传统孝道认为"为人子者，不可不知医"，意思是作为子女一定要懂一些医术，以便更好地照顾父母。已经30多岁的朱丹溪遂立志开始钻研岐黄之术，3年便大有进益，朱丹溪自己开方，治好了母亲的病。

有一年，宋代理学大师朱熹的四传弟子——许谦到江南义乌讲学，虽然朱丹溪已36岁，仍立即背起行囊，报名学习。在他40岁的时候，他的妻子又因病去世，而师傅许谦也患有重病而不得治，朱丹溪下定决心走上从医之路，想去求师于当时的医学大家罗知悌。

罗知悌师从"金元四大家"之一刘完素的弟子荆山浮屠。罗知悌一直归隐山林，除治病外很少与人接触，且性格孤僻，愤世嫉俗，对选拔徒弟更是苛刻至极。朱丹溪去拜见罗知悌时，直接被拒绝了，"十往返不能通""蒙叱骂者五七次"。但他"志益坚，日拱立于其门，大风雨不易"，如此"趑趄三月"，罗知悌终于被他的诚心和坚守所打动，倾其所学，悉心传授。

　　古语云："人过三十不学艺。"但凡事无绝对。朱丹溪凭借其深厚的儒学功底，扎实的理学根基，以百折不挠的精神和坚韧不拔的毅力精研医学，即便年过四十也照样学有所成，而且是大成。朱丹溪临床水平高超，且善于总结，撰著《局方发挥》《格致余论》《金匮钩玄》《丹溪心法》等十多部至今对中医临床仍有重大指导作用的著作。朱丹溪倡导"阳常有余，阴常不足"说，创阴虚相火病机学说，善用滋阴降火的方药，被称为"滋阴派"的创始人。他的学说影响深远，日本医学家为研究学习朱丹溪的学说与医术，还专门成立了"丹溪学社"，其影响实在深远。

甄权谏废"笞背"之刑的医学伦理精神

甄权，许州扶沟（今河南扶沟）人，唐初针灸巨擘，在针灸学术和临床方面造诣尤深。甄权一生行医，救治了很多患者。

唐贞观四年（630）之后，当官衙里厚厚的木板重重地打在罪犯臀部的时候，犯人不会想到，如果依据旧规，同样数量的惩罚，皮鞭或者木板拍打的是背部，自己的性命必然危在旦夕，甚至有可能当场毙命。

唐代很多医生只注重为患者开汤药等内服药治疗，而忽视针灸等外治法对疾病治疗的作用。贞观年间，唐太宗下诏让甄权奉旨带领太医令等修订讲述人体经穴的《明堂人形图》，重新校定人体经络腧穴的位置及功效。在修订人体经络腧穴图期间，甄权还向李世民讲解有关人体经络及穴位的养生和治疗知识。甄权性情淳厚，心地至善，他从医学伦理和人性道义的角度出发，为唐太宗介绍了人体背部腧穴对于保障生命健康的重要性，谏言对待犯人应废除鞭笞背部的刑罚。李世民采纳了甄权的建议，并于贞观四年下发律令，将鞭笞刑罚的位置由背部改为臀部。就这样，唐太宗因为甄权的建议，更改了使用几百年的"笞背"这种不人道的刑罚。

古代中医药名家仁心博爱，总是怜天悯人地惠及全社会，甚至包括犯下了罪行的人。这看似小小的实施刑罚的部位改变，却凝聚着医家医学伦理道德之心。

刘禹锡亲验之《传信方》

"山不在高，有仙则名。水不在深，有龙则灵。斯是陋室，唯吾德馨。""旧时王谢堂前燕，飞入寻常百姓家。"这些我们耳熟能详、脍炙人口的诗句都出自唐代诗人刘禹锡。

刘禹锡，字梦得，河南洛阳人，素有"诗豪"之称，诗文造诣备受推崇，与柳宗元并称"刘柳"，与韦应物、白居易合称"三杰"，与白居易合称"刘白"。刘禹锡不仅在诗文创作方面有非凡的造诣，对医药学也有深入研究。因为幼时身体羸弱，刘禹锡从小就有学医的愿望，对医药的兴趣促使他阅读了大量的医药书籍，并尝试用所学医术为亲友治病，常常是药到病除，甚至都未带家中的小儿去看过大夫，即"行乎门内，疾辄良已，家之婴儿，未尝诣医门求治"。

刘禹锡后来因诗获罪，被贬谪到偏僻荒芜的连州（今广东清远）。唐代连州属于贫匮闭塞之地，百姓少衣乏食，缺医少药。在那里，刘禹锡将自己多年积累且亲身验证有效的 50 余个药方汇集成书，取名《传信方》。"传信"就是把自己所确信的东西告知别人，此词出自《春秋》"信以传信"。《传信方》中每个方药都有所出，如"芦荟甘草治癣方"是刘禹锡从一卖草药摊上学来的，"柳宗元救治三方"是从同僚挚友柳宗元那里获得的。这 50 多个药方，大多为"一物足以了病"的单方和验方，且涵盖了内、外、妇、儿、五官等科的常见病。这些药方还具有价廉易得的特点，所用的药都是山间田野中易得的"贱药"，不用花钱或者花极少钱就能得到，因此这些方药深受劳苦大众喜爱。

《传信方》收录的验方临床价值较高，加之叙述严谨、语言生动，也备受历代医家推崇。宋代著名的《图经本草》《证类本草》及明代《本草纲目》等医籍都引用过此书中的药方。有的验方流传到国外，如日本的《医心方》、朝鲜的《东医宝鉴》等都收录了《传信方》中的药方。

刘禹锡贬谪生涯20余年，仕途坎坷，但他却"穷且益坚，不坠青云之志"，居庙堂之上能为苍生谋福利，隐江湖之中能为百姓疗疾苦，其精神实属可贵。

李时珍行万里路撰写
《本草纲目》

　　李时珍，字东璧，晚年自号濒湖山人，湖广黄州府蕲州（今湖北省蕲春县）人，是明代著名的医药学家。他医术高明，曾因治愈明代宗室武昌楚王世子的暴厥等疑难杂症而名扬朝廷内外，被举荐为太医院的医官。李时珍并不想身居宫廷之中为官宦服务，但考虑到太医院拥有大量外界罕见的珍贵医书资料和药物标本，便于自己完成编修本草著作的心愿，便接受了这个官职。但他很快发现那里的医官们不思进取，整日要么互相倾轧，排挤异己，要么汲汲于名利，不求上进，便毅然舍弃了"太医"头衔，告病还乡。

从此李时珍深入山间田野，实地对照，辨认药物。他的足迹遍及大江南北，行程达2万余里，"远穷僻壤之产，险探仙麓之华"。每到一地，李时珍既"搜罗百氏"，又"采访四方"，深入实践进行调查，搜求民间验方，观察和收集药物标本。他不但遍访名医宿儒，还不耻下问，虚心地向从事各种职业的普通百姓请教，采药人、种田人、捕鱼人、砍柴人、打猎人都是李时珍的老师。

正是凭着这种不畏艰险的实践精神和对知识探索钻研的不懈努力，李时珍用近30年的时间，参阅古书800多种，广收博采，勘正疏误，最终编著成《本草纲目》，全书约200万字，16部，52卷，载药1892种，新增药374种，载药方11096多首，附本草形态图 1100 多幅，是 16 世纪以前世界上最系统、最完整、最科学的一部医药学著作，被生物学家达尔文称赞为"中国古代的百科全书"。

张锡纯的科学实验精神

张锡纯（1860—1933），字寿甫，是近现代中国中医学界的泰斗，也是中西医汇通学派的代表人物。他创办了我国第一家中医医院，还曾创办国医函授学校，培养了不少中医人才。张锡纯主张汇通中西医的思想，提出了很多全新的治学观点，敢于创新，反对墨守成规、拘古泥古。张锡纯非常重视亲身实验的体会，主张学医者"凡药皆自尝试"。对于巴豆、甘遂、细辛等有毒的药物，他都要自己先尝试是否炮制去毒了，然后才让患者按需服用。即使到了晚年，张锡纯还是坚持亲自监制药物的加工。

同时，张锡纯非常重视药物的炮制。为了用药安全和提高疗效，他亲自研究尝试改进药物炮制方法，如自创马钱子制法、血余炭制法等。在这些尝药、制药的过程中，他也获得了最直观和真实的感受，总结出了独树一帜的用药体会，例如山萸肉救逆固脱、黄芪利尿、鸡内金治女子干血劳等。此外，他还开拓了很多常规药物的新用法，如"石膏为药品中第一良药，真有起死回生之功"，还有用生山药疗急症等论述和实践，均可谓前无古人。

躬于实践，亲身体验，记录留存，就是张锡纯钻研医学的实验方法，因此，张锡纯被尊称为"医学实验派大师"。甲午战争后的中国，处于民族生死存亡的关头，许多有识之士主张要积极全面地向西方学习现代科学知识。1897年，已年近四十的张锡纯为求知识报国，竟开始刻苦自学代数和几何，后又学习了物理、化学、生物学等，这也为他研究西方医学，进行中西医结合打下了坚实的基础。张锡纯提出"西医用药在局部，是重在病之标也；中医用药求原因，是重在病之本也。究之标本，原宜兼顾。"他创造性地总结出"石膏阿司匹林汤""醴泉饮送服阿司匹林""西药镇静剂与中药清火、涤痰、理气之品配伍治疗癫痫"等临床简单有效的中西医结合疗法，著有《医学衷中参西录》，对于开创我国中西医结合事业功莫大焉。

孙思邈，在探索革新中前行

孙思邈生于西魏大统七年（541），自谓"幼遭风冷，屡造医门，汤药之资，罄尽家产"，是说他幼年起遭受风冷一类的疾病，经常请医生治疗，耗尽家财。于是，他从18岁开始"志于学医"，下了很大的苦功。孙思邈在他的《备急千金要方》中有一名篇《大医精诚》，指出学医者"必须博极医源，精勤不倦"。他通过自己长期刻苦钻研探索，取得很深的医学造诣。同时，孙思邈极具探索革新精神，在医学领域都做了许多创新研究。

以雀盲症和脚气病为例。孙思邈在行医过程中发现，山区贫苦百姓易得雀盲眼

（学名夜盲症），这种疾病表现为白天视力正常，夜间却如同麻雀，难以看清周遭的事物；而衣食无忧的富人，常常得脚气病（古代的脚气病不同于我们现在常说的脚部真菌类皮肤病，而是表现为肢体肿胀、痿软无力，类似于现代医学所讲的多发性神经炎）。这一特点引起了孙思邈的思索。既然两种疾病分别好发于富人和穷人，这或许与他们的饮食生活习惯不同有关系。他大胆猜测，穷人得雀盲眼，可能是因为很少吃荤食，而富人得脚气病，则可能是过少食用粗粮。于是，孙思邈试着让穷人食用动物肝脏来治疗雀盲眼，让富人食用米糠和麦麸来治疗脚气病，结果都取得不俗的效果。后来孙思邈经过长期探索，终于提出一个有效而又简便的防治方案，那就是用防己、蜀椒、防风、吴茱萸等含有维生素 B_1 的药物来治疗脚气病，用含有维生素 B_1 的谷皮（楮树皮）煮汤调粥常服来预防脚气病，这在世界医学史上也是非常先进的，比欧洲采用维生素 B_1 治疗多发性神经炎早了整整 1000 年。

再如他发现山区居民多患瘿瘤（甲状腺肿），而沿海地区的居民少见该问题，所以他采用沿海常见的药物海藻、昆布等治疗甲状腺肿。这一方法也同样得到了现代医学的证实。海藻、昆布中富含山区居民所缺乏的碘，而甲状腺肿正是一种由于缺碘而出现的疾病。除了海藻、昆布，他还首次使用羊靥（羊甲状腺）治疗甲状腺肿。

此外，孙思邈还首创应用砷剂（如雄黄等）治疗疟疾的方法，比英国人应用砒霜制成的孚勒氏液早了 1000 年；他还提出用草药喂牛，然后用牛奶来治疗疾病的思路；还发明了世界上领先的导尿术——葱管导尿……

深入临床一线，从实践中找到疾病的规律，这正是孙思邈所践行的行医准则。

麻风病是一种极难治愈的慢性传染病，在古时一度被人们称作不治之症。麻风病患者初期眉毛脱落，面部扭曲变形，严重者十指变形脱落。因为具有传染性，患者都要被送走，隔离在深山。孙思邈不顾个人安危，在做好防御的情况下，亲自接触患者，从实践中探索临床经验，做到"瘵者十分有一，莫不一一亲自抚养，所以深细谙委之"。他对 600 多例患者进行了全面观察研究，从而对麻风病有了全面深入的认识。例如在麻风病初、中、后期，治疗方法各异。他还收载了许多单方、验方，指出治疗麻风病患者不能仅依靠药物，还要融养生、针灸为一体，并提出了日常饮食调摄的方法如"绝欲""断盐"等。

由此可见，孙思邈是医学领域传承与创新完美结合的典范。时至今日，医学的传承与创新仍是永恒的主题。无传承之创

新如空中楼阁，遥不可及；无创新之传承
则毫无生气，故步自封。孙思邈的探索革
新精神值得我们学习。

"外治之宗"
吴尚先的开拓创新

吴尚先（1806—1886），字师机，钱塘（今浙江杭州）人，清代著名医学家，尤其擅长外治法。他提出外治之法"统治百病"的论断，被誉为"外治之宗"，撰有我国医学史上著名的外治专书《理瀹骈文》，对中医外治法进行了全面系统的整理和总结。

吴尚先曾说："一人生死，关系一家，倘有失手，悔恨何及？"他治病不分贵贱，不限时间，非常愿意为贫苦大众医治疾病，经常"舍药施医，以救目前穷苦之疾"。但他看到底层劳苦人民不仅无钱求医问药，还不舍得花时间去看病和熬药，不由感叹：

"盖穷民非独惜钱，并惜工夫也。"为了救治更多的穷苦百姓，吴尚先着手研究如何把内治的汤液变成更省钱且更简便易用的外贴膏药。他亲自熬制膏药，广泛采取薄贴、熏洗等外治法治疗内、外、妇、儿等科各种疾病，既可以减少穷人购药的费用，又能节省熬药的时间。吴尚先说："余施诊专以膏药为主，因贫人购药为难，膏药则更便也。"

清同治三年（1864），经过10多次改稿，他将20多年精研医学及医治疾病的经验体会撰成《理瀹骈文》一书，书中收集的单方和治法达500多种。人们称颂他"合药施送，以救目前穷人之疾苦；刊书传播，令天下皆得观览"。

当时西方医学开始传播到中国，但吴尚先并没有盲目抵触排外，他在书中也介绍了西方外治的方法，提到了西方传入的输血法等。此外，他兼收并蓄，总结了一些少数民族的医学经验，如治疗伤寒阴症的蒙古秘方健阳丹等。

　　吴尚先善于借鉴学习，是一位富有开拓精神的医学家。但在当时，对吴尚先外治法创新研究"合志者甚鲜"，大多置之不理或者不屑一顾，而吴尚先始终"未肯遂弃"。他的外治法不仅广泛吸取前人经验，还有很多自己的发明创见，而且治法简便，疗效显著，适用性广，所以很受广大民众的欢迎。吴尚先创立的内病外治法无疑是对祖国传统医学的继承和创新。他的创新精神在于从理论上和实践上对古代外治法进行了系统的总结，使简、便、廉、验的外治方法得到了广泛的推广和运用。

麻风病专家沈之问

沈之问，是明代专攻麻风病的医家。麻风病是一种危害极大的恶性传染病，人们对此病十分害怕。如果有人得了麻风病，就会被送到与世隔绝的地方自生自灭，患者痛苦难忍，求医无门，历代医家也皆惧而远之。

沈之问出身于医门世家，其祖父曾在福建、河北等地做过官，搜集了很多治疗麻风病的秘方。后来沈之问的父亲也潜心于麻风病的研究。沈之问从小博览群书，潜心钻研，继承父辈之志。为攻克麻风病，他不顾个人性命安危，遇到麻风患者，便询问其发病和治疗情况，甚至追至患者家中观察诊治，不收分文。久而久之，沈之问积累了丰富的经验。

不仅如此，沈之问还非常谦虚善问，注意博采众长，只要听说有治疗麻风病的效验方药，都会搜寻记录；"每遇知风者，即礼币款迎，研搜讨论"，只要听说谁擅长麻风病的治疗，往往会带着钱物去拜访，跟人家探讨。不论对方年纪长幼，沈之问都"知而必师之"。"苟得一言善法，即珍而笔之"，听到对治病有启发的话，他都视如珍宝，积累记录。"旁搜考试验而奇异者，始录焉"，搜集来有效的方药后，沈之问便主动去找麻风病患者进行临床验证治疗，再总结记录治疗效果和经验。他在学术上尊古而不泥古，主张"后人不可泥于纸上之语"。

他把家传秘方和自己多年的经验编撰成书，名为《解围元薮》，列方249首，为我国早期诊治麻风的专书，以期使炎黄子孙免遭麻风病之害。该书在麻风病病因、诊断、治疗和预防等方面提出了许多精辟见解，内容相当丰富全面，"凡学风疠者，得是书可了然也"，想学习麻风病相关知识的人，看了此书，便会对麻风病有比较全面的认识。

沈氏继承和发扬了中医学的优秀传统，为救治麻风病患者抟心揖志，尽毕生之精力，致力于麻风病的防治研究和临证实践，以其富有创造性的成就，将我国麻风病学发展到一个新的高度。

"针圣" 杨继洲

　　杨继洲（约 1522—1620），名济时，字继洲，以字行，是明代著名针灸学家。杨继洲家族数代为医，他潜心攻读家藏医书，医术非常精湛，尤其擅长针灸治疗。杨继洲做过嘉靖、隆庆、万历三朝御医。他曾经三针就治愈了山西监察御史赵文炳的痿痹痼疾，一针就治好了朝中一位宦官的突发瘫痪，几次就治好了锦衣卫张少泉夫人20多年的羊角风。他在家传典籍的基础上，结合自己的医疗实践经验，全面总结了明代以前针灸学的理论与临床经验，编撰了《针灸大成》一书。《针灸大成》为我国明代针灸学承前启后的经典著作，该书自刊行至今，传播到140多个国家和地区，被国内外医界尊为针灸经典。杨继洲也被尊奉为"针圣"。

《黄帝内经素问·宝命全形论》中说，医生给患者针刺治疗的时候，必须要全神贯注，全身心投入，即"如临深渊，手如握虎，神无营于众物"。尽管杨继洲医术高超，治愈患者无数，但他在临证治疗操作时，仍然非常审慎小心，尤其是在针刺头部、眼部等重要危险穴位时，更是如临大敌，如履薄冰。

他非常擅长针刺拨除白内障，也治愈过很多的患者。但他每次在进行白内障拨除术前，都会取来羊眼反复练习多次。为了达到好的治疗效果，尽可能减少外界的干扰，他都要选择晴朗的天气，并且在术前清戒三天，做到心无旁骛，安神定志，才给患者治疗。

他在《针灸大成》中专门强调："凡学

针入眼者，先试针内障羊眼，能针羊眼复明，方针人眼，不可造次。"对那些漫不经心地一边为患者扎针一边谈笑的医疗行为，他非常反感，时常予以批判。

博学好问的赵学敏

中医学是一门实践医学，来源于广大人民群众医疗保健实践活动之中，而民间医生就是根植于人民群众中的草根医生群体。民间医生也叫"走方医"，他们大多身负药箱，周游四方，行医卖药，也被称为"铃医""草医""江湖郎中"等。虽然他们实实在在地为广大群众解除着疾患痛苦，是名副其实的医者，但却没有什么社会地位，甚至跟走街串巷的商贩一样不能登大雅之堂，因此民间医生的医疗技术通常得不到足够的认可和重视。

而清代著名的医药学家赵学敏，就非常重视吸取民间医家的治疗经验。他不耻下问，非常诚恳虚心地向民间的走方医、草医，乃至是一切有医疗实践经验的普通人学习。他把从民间医生那里总结得到的医疗经验和技术经过实践检验后，整理编成了《串雅》一书，这是中国历史上第一部有关民间医生经验的专著。书中记录了民间医生常用的内治、外治、针法、灸法、贴法、熏法、洗法等治病手段，还有很多简便治法和药物炮制的方法。这些资料丰富了中医药学的宝库，保存了许多独特的治疗方法。

赵学敏认为走方医"操技最神，而奏效甚捷"，总结了他们用药"贱、验、便"，即有"药物不取贵也""下咽即能去病""山林僻邑，仓卒即有"的特点。

他在《串雅》中表达了对那些肩背药箱，不畏严寒酷暑，走街串巷行医于民间的走方医的钦佩和肯定，批评了世俗对走方医的忽视和轻慢。对于走方医中滥竽充

数、谋财行骗的情况，赵学敏也非常客观
地指出"诚有是焉，亦不可概论也"。他
倡导庙堂之上的医家不能高高在上，要真
诚地与民间医生交朋友，互相尊重，相互
学习。

此外，赵学敏毕生都在收集和总结民
间中草药知识。他不仅向民间医生请教学
习，还非常善于从广大群众的医药经验
中学习，"仆人""老妪""渔海人""土
人""辛苦劳碌人"等都是他请教的对象。
自明代医学家李时珍《本草纲目》成书，
到赵学敏《串雅》出世，历经了近200年，
这200年间的民间医药发展，也带动了中
药药物的研究。赵学敏撰写的《本草纲目
拾遗》，补充了《本草纲目》里没有记载的
药物达716种之多，还纠正了李时珍《本
草纲目》书中的几十条错误。这些勘误和
补遗绝大多数来自赵学敏对民间中医药经
验的吸取和总结。《本草纲目拾遗》为我国

中医药学宝库增添了丰富的用药经验，是清代最重要的本草著作之一，在中药药物学史上占有重要地位，一直受到海内外学者的重视。

知难而进，
攻坚克难的陈自明

　　封建社会，女子困于深闺，三从四德，心中忧郁无法排解，长期生活在一个思想压抑的环境，容易影响健康。此外，"女人善怀多思多妒，每事不遂意则郁，忿满则气无释，血益日消，气益日盛，阴阳交争，乍寒乍热，食减形羸，诸病蜂起"（《古今医鉴》）。生理特点决定了女性大多好思虑、嫉妒，体质虚弱，也导致了女性疾病患病率高。所以《女科百问》中记载："妇人所患，比之男子不啻倍蓰。"

　　但封建社会男女授受不亲，《医学入门》中描述了男医生为女患者看病时的情景："或证重而就床隔帐诊之，或证轻而就门隔帷诊之，亦必以薄纱罩手。"不仅如此，女性患者对于自己的私生活、隐私问题也羞于向医生吐露实情。男性医生无法做到有效的"望闻问切"，无法全面探知病情，自然也增加了妇科疾病诊治的难度，所以自古就有"宁医十丈夫，莫医一妇人"的说法。孙思邈在《备急千金要方》中说过："妇人之病，比之男子十倍难疗。"明代医家李中梓也曾说过："病之情一也，而疗妇人为难。"意思是同样的病证，妇人治疗起来更为困难。

产科方面，古代的产房也大都由亲属、接生婆等替代了医生，遇到胎位不正难产、产妇大出血等情况，往往只能乞求神灵，别无他策。

正因为如此，历代专门从事妇产科研究的医家较少，妇产科方面的专著也是寥寥无几。为数不多的几本，内容也不是那么系统，即"纲领散漫而无统，节目谆略而未备。医者局于简易，不能深求遍览。有才进一方不效，辄束手者；有无方可据，揣摩臆度者"，这样的情况非常不利于临床医生对妇产科方面知识的学习。

南宋医学家陈自明，出身于中医世家，自幼随父学医。他意识到"医之术难，医妇人尤难，医产中数证则又险而难"，于是便立志要弥补祖国妇产科学的不足。

为了潜心钻研中医妇产科，陈自明"遍行东南，所至必尽索方书以观，暇时闭关净室，翻阅涵泳，究极未合，采撷诸家之善，附以家传经验方，萃而成编"。他遍行东南各地，到处游学请教，遍览医籍，博采众长，"补其偏而会其全，聚于散而敛于约"，同时结合家传验方进行整理，心无旁骛，潜心钻研，终于在嘉熙元年（1237）编成我国历史上最早的一部妇产科专著《妇人大全良方》二十四卷，"始自调经，迄于产后",涵盖了妇女经、带、胎、产等各方面妇科疾病。书中有理论介绍,也有方药,药"唯效"而"不唯贵贱""纲领节目,灿然可观",便于临床应用,为中医妇产科学的发展奠定了基础。该书堪称当时最为完善的妇产科专著,对后世中医妇科学的发展影响较大。

除了妇科是难险之科,外科同样是"医者少有精妙能究方论者"。历代医家多以内科为主,少有专事外科痈疽痔瘘之污秽疾患的医生。而陈自明认为"凡痈疽之疾,比他病最酷"。例如痈疽是当时常见的病死率很高的外科疾病,"每见沾染此疾者,十不存二"。但外科却不受人重视,从事外科的人"多是下甲人,专攻此科……疗痈疽、持补割、理折伤、攻牙疗痔,多是庸俗不通文理之人"。为了解救世人疾苦,同时也为医者遇到外科疾病有所遵循,他不顾年事已高,躬身实践,"采摭群言,自立要领"，经过精心研究，撰成《外科精要》一书。明代医家薛己在校注本书时所作序中说：此书"虽以疡科名其书，而其治法固多合内外之道……可传之万世而无弊也"。

文章千古事，得失寸心知
——古代名医是如何著书立说的

　　文章千古事，医学书籍更是关乎人之生死。清代名医沈金鳌在《沈氏尊生书》中写道："医之道，大而深也。盖医系人之生死，凡治一证，构一方，用一药，在立法著书者，非要于至精至当，则贻误后世，被其害者必多。"撰写用来指导世人治病救人的医学著作更要慎之又慎，古代医家们都是反复修改，数易其稿。

　　金元四大家中的李东垣，曾经让弟子罗天益将疾病的证治按照《黄帝内经》体系分类编写成《内经类编试效方》一书。

罗天益先后呈上书稿三次，李东垣均不满意，亲自指导，"研摩订定，三年而后成"。

陶弘景在整理编撰《神农本草经集注》时，对《神农本草经》（简称《本经》）原著坚持不随意篡改。他把新增的365味新补的药物用"黑"字书写，而把《本经》的365种药用"红"字书写，这对保存《神农本草经》的原貌有着非常重要的价值。陶弘景整理医籍严谨求实的精神，在医学科研道德方面堪称楷模。

北宋唐慎微编撰《证类本草》，花费了10余年时间，该书60余万字，载药1746种，每药均有附图。在药物性味、主治、归经、采集、炮制等方面，唐慎微都进行了详细阐述和考证，并收方3000余剂，载方论1000多个，是一部重要的医药文献，为宋代本草集大成之作，对后世本草学发展影响深远。在《本草纲目》问世之前近500年间，《证类本草》一直为研究本草学之范本，后来李时珍的《本草纲目》即是以此为蓝本进行编写的。李时珍评价该书："使诸家本草及各药单方垂之千古，不致沦没者，皆其功也。"

清代赵学敏编写《本草纲目拾遗》收载本草的功效时，坚持做到"必审其确验方载入，并附其名以传信，若稍涉疑义即弃勿登……宁蹈缺略之讥，不为轻信所误"。据载，乾隆四十四年，赵学敏在浙江奉化寻访民间医药时，恰逢夏季，烈日炎炎，得知当地有百姓以名为"六月霜"的草药解暑毒时，便"以百钱买得六月霜一束"，进行临床试验，经"屡试皆效"才将它收录进来。此外书中还有很多类似"亲试神效""屡试神效""用之皆效""后治数人多效"的标注，这都说明赵学敏所收录记载的方药是经过临床验证确有疗效的。而且赵学敏还在后面附上原方的提供人姓名，确保查有来源，略有存疑不实，就放弃刊录，宁愿删除不用，也不敢混淆欺骗世人。该书于1765年完成，然后赵学敏又用了近40年的时间进行不断增订，直到他逝世时才基本定稿。赵学敏这种精益求实的精神值得后人学习与借鉴。

清代温病四大家之一的吴鞠通提出温病的三焦辨证学说，是温病学派重要代表人物。他创立了银翘散、桑菊饮等诸多经典名方。但就著书立说而言，他始终如临深渊、如履薄冰，不断谨慎认真地反复思考。在他的著作《温病条辨》自序中记载，"有志采辑历代名贤著述，去其驳杂，取其精微，间附己意，以及考验，合成一书，名曰《温病条辨》，然未敢轻易落笔"。时过6年，在亲友同道的反复催促下，他才始将书稿整理编定，然犹"未敢自信，恐以救人之心，获欺人之罪……罪何自赎哉"，于是又将书稿收藏了15年之久。直至嘉庆十七年（1812），时疫流行，时医救治均无效验，吴鞠通才将书公之于众，并在疫病防治方面发挥了巨大作用。

张景岳经 30 余年精心研究《素问》《灵枢》，几易其稿，终于撰成《类经》。徐灵胎在他 50 多年的求医生涯中，批阅了千余卷书籍，泛览书籍万余卷，著成《伤寒类方》一书，乃研究《伤寒论》30 余年的心血之作。他在书的自序中也提到："余纂集成帙之后，又复钻穷者七年，而五易其稿，乃无遗憾。"

"清初三大家"之一的张路玉"究心斯道五十年"，十易其稿，才成《张氏医通》一书。清代名医魏玉璜撰写《续名医类案》，夜以继日，积劳成疾，在完成这部60 余万字的著作之后不久便去世了。

清代医学家王子接，是叶天士的老师，对待中医的学术态度十分严谨，探究医术，精勤不倦。他年轻时曾写了一部著作《脉色本草伤寒杂病》，而到他 50 岁再看这本书时，感觉当时书中的很多内容与他后来的临床经历和经验相悖，于是便让家人、学生收集以前流传的版本，全部都投到火里焚毁，然后结合自己半生的临证心得重新撰写，终成《绛雪园古方选注》等，经弟子叶天士、吴蒙整理，刊于雍正十年（1732），那时候王子接已 75 岁高龄。

民国名医张锡纯，无论是修订学术著作，还是回复病患、读者的来信，都是亲力亲为，从来不让徒弟等捉刀代笔。《医学衷中参西录》全书逾百万字，内容多为其生平实践记录和病案总结，而绝少凭空臆说。书中张锡纯自拟方约 200 首，古人成方或民间验方亦约 200 首，重要医论百余处，涉及中西医基础和临床大部分内容，几乎所有理、法、方、药都结合临床治验进行阐述。全书对于重病、疑难病例的记录非常翔实完整，受到当时医学界的推崇，被称为我国中医界"第一可法之书"。

文以载道，历代名医都将著书立说视为传承医术之重要方式。很多杰出的古代医家，著书立说的目的不是名利，而是将自己的医疗经验广泛传播，以救治更多的患者，发挥更大的作用。正如南北朝时医药学家陶弘景所说："虽每植德施功，多止一时之设，可以传方远裔者，莫过于撰述。"清代喻嘉言也曾言道："吾执方以疗人，功在一时；吾著书以教人，功在万世。"

《临证指南医案》序中指出："阐发蕴奥，聿著方书，此其立言也。"主张医生应以济世救人为高尚目的，阐述自己的学术见解，以及通过临床实践得来的医学义理，将真知灼见和宝贵经验留予世人，不能只为图个人虚名，急功近利，编写粗制滥造的医学书籍贻误后人。"夫以利济存心，则其学业必能日造乎高明。若仅为衣食计，则其知识自必终囿于庸俗。此天理、人欲、公私之判也。""有徒务虚名之辈，辄称与贵显某某交游，疗治悉属险证，如何克期奏效，刊成医案，妄希行世。不知此皆临证偶尔幸功，乃于事后夸张虚语。欺诳后人，以沽名誉，则其书诞谩不足信也。"对于沽名钓誉之辈做了辛辣的批评。

这种著书立传的高尚动力和高尚目标，决定了名医们写作的严谨态度和求实的学术精神。

明代医家王肯堂曾经官至翰林院检讨，但他却"锐志学医"，终"去官归家"，唯愿"所全活者稍稍众矣"。王肯堂临证范围广泛，医术精湛，找他治疗疑难杂症的人也越来越多，他每次都耐心应诊，但总感觉自己一个人的力量有限，于是决心把个人所学广为传播，以造福更多的百姓。王肯堂夜以继日，用了 10 年时间，撰写完成44 卷 220 万字的《证治准绳》，包含了内科杂病、方药、伤寒、外科、幼科、妇科等诸科丰富的内容，也实现了他"念所济仅止一方，孰若著为书，传之天下万世耶"的愿望。

李东垣为了"使天下之人不致夭折""以惠天下后世者"，坚持撰写、校定《内外伤辨惑论》和《脾胃论》。他用了16年的时间，在68岁时完成了《内外伤辨惑论》，而写完《脾胃论》时已是70岁高龄，"耳目半失于视听，百脉沸腾而烦心"。在临终时，他把这些著作交给弟子罗天益，嘱咐道："此书付汝，非为李明之、罗谦甫，盖为天下后世，慎勿湮没，推而行之。"意思是这些书不是为了你我扬名立万，而是为了天下的百姓，希望你谨慎保存，广泛地推广应用。

明代龚廷贤有"医林状元"之称，曾拒鲁王府的巨额酬金，只求资助自己将验方和王府所藏秘方合编为《鲁府禁方》出版，以济众生。

叶天士之《临证指南医案》临床实用价值极高，流传极广，《友渔斋医话》讲"习医者，案头无不置一叶氏医案"。但这部医案并不是叶天士本人所撰，而是他的弟子华岫云等人平时留心搜集叶天士的医案，并将万余例医案分门别类，编纂而成，刊刻行世的，该书真实地记录了叶天士的宝贵经验。同样，叶天士的代表作《温热论》首创了"卫气营血"辨证体系，为后世治疗疫病等疾病奠定了重要基础。该书也是由他的弟子顾景文等人根据叶天士口授记录而成。华岫云、顾景文等医者不计名利，挖掘原创者的经验、理论，刊之以书卷，从而将先贤的经验流传下来，惠及万世民众。

很多古代的医家为了能够潜心医学，留下有益于世人的经验，矢志不移，不惜辞去官职。清代名医何梦瑶曾说："富贵利达，朝荣夕萎；而著述行世，可以不朽。"

他辞官归乡,终日以著书为务,编撰了《医碥》等多部书籍。《明医杂著·序》中记载明代医家薛立斋"素以著述为志,而仕宦之足以妨之也,于时致政归吴,徜徉林丘,上下今古,研精覃思,垂二十年"。薛立斋曾任御医、院使等职务,但他认为官场应酬影响了他著书立说,便辞官不就,精究医籍,撰写了很多影响深远的著作。清代医书《医宗金鉴·正骨心法要旨》就以薛氏的骨伤科专著《正体类要》为蓝本编成。李时珍也是辞去御医职位,历经27年的艰辛研究,几易其稿,最终著成《本草纲目》。

清代医家鲍相璈用了20余年编成《验方新编》,他在该书的序言中讲述了自己编辑此书的缘由:"余幼时,见人有良方,秘而不传世,心窃鄙之。因立愿广求,不遗余力,或见于古今之载籍,或得之戚友之传闻,皆手录之……区区救世之苦心,校雠不倦，寝食与俱，盖二十年于兹矣。"鲍相璈辑录众多简便验廉的方药，以实现救人济世之愿望，其心也仁矣。

下篇——修身

病若在己身，医者父母心

孙思邈在《备急千金要方·大医精诚》中指出，医生治病时必须"先发大慈恻隐之心，誓愿普救含灵之苦"，还应当有"见彼苦恼，若己有之"，要"勿避险巇、昼夜寒暑、饥渴疲劳，一心赴救，无作功夫形迹之心"，即医生看到患者的苦恼，就应像自己苦恼一样，不避忌路途艰险，无论昼夜寒暑、饥渴疲劳，都要全力以赴救护患者，不能推托或者端架子。清代程杏轩在《医述》中写到："医家有割股之心，安得有轻忽人命者哉？"意思是只要能治好患者，即使要割股入药，医生也在所不惜，怎么能拿患者的生命不当回事呢？

北宋医药学家唐慎微编撰的《证类本草》，是我国宋以前本草学集大成之著作，问世后，数次作为国家法定本草经典颁布，沿用近 500 年之久。唐慎微医术精湛，医德高尚，为人治病，只要病家有请，"其于人不以贵贱，有所召必往，寒暑雨雪不避也"。

明代名医赵梦弼，世代业医，尤精脉诊，遇到急诊患者，不论是半夜敲门，还是百里之外来请，都立即前往，七八十岁时仍拄着拐杖"犹救以往"。金元四大医家之一的朱丹溪，行医时"四方以疾迎候者，无虚日"，平日"无不即往，虽雨雪载途，亦不为止"，"虽百里之远，弗惮也"。

明代最负盛名的针灸学家杨继洲，其所著的《针灸大成》至今仍是研究针灸学的重要医著。他在长期医疗活动中，急患者之所急，不论在什么情况下，都把救治患者放在第一位。不论患者贫富贵贱，他出诊不管寒暑雨雪、路途遥远，总是有求必应。杨继洲常说，治病如同救火一样，人命关天，岂容半点迟缓。有一年，他正在紧张地准备医官考试，突然有人来请他去救治一个住得很远的危重患者，他立刻放下自己的事情，多次前往患者家为其治病，直到患者痊愈。

明末清初的傅山工书善画，博览群书，在医学领域也有精深造诣，著有《傅青主女科》等传世之作。他虽然出身于官宦之家，却非常能体会百姓的疾苦，把患者的病痛当作自己的头等大事。相传有一次，他为了给一位叫杨思圣的患者看病，在炎炎六月，一路跋山涉水，从山西出诊到河南枯关（今河南省济原县西北），不惧路途艰险，"疾驰水石中五昼夜"，克服种种困难，只为心中那份健康所系、性命相托的责任。

《友渔斋医话》记载，清乾嘉年间，浙

江名医唐介庵给穷人看急病重病时，经常不收费，还赠送药物。在给一位贫民诊治时，唐介庵发现虽已深秋，但患者还睡在竹席上，于是他回家后就派人送去了草席被褥。唐介庵曾为一位手艺人治病，一直效果不佳。后来，唐介庵得知这个患者依靠手艺，辛苦积攒了十两白银，本来放在住处，却找不到了，一直心急如焚，寝食难安，导致疾病一直不见好转。唐介庵便在自己衣袖里藏了十两白银，借诊病之机，暗自放在患者床下。结果患者发现白银失而复得，喜出望外，病情也随之好了。后来患者在家中又找到了自己的白银，这才知道唐介庵的一番善意和良苦用心。

《海盐县志》中记载清代海盐县名医钱同文医德非常高尚，为穷人上门诊治重病时，无论多远都是自己步行跋涉，不让患者雇车马接送他。更令人敬佩的是，他做好事不欲人知，书中记载："贫者不能具参

附，每出笥中蓄入咀咬不以告。"意思是，
有些穷人买不起人参、附子等贵重的药材，
但又必须要用的时候，他便把自己药匣中
储存的人参、附子等搓碎成小块，偷偷地
放入患者包的药材中。这样既让患者用到
这些药物，又不至于让患者心中不安。这
种为人着想，不求名利的大德，堪为世人
的表率。

唐代著名医家沈应善，不仅医术精湛，
而且仁心宽厚。在疫情流行时，他在诊室
旁边盖起了一所屋子，用以收留患者，取
名"来安堂"，让患者"既来之，则安之"。
医药费和伙食费一律减免，以此让患者安
心看病。

张明征是清代的著名医家，年轻时曾
受聘在太医院为宫廷贵族王侯诊病，但他
也非常关心百姓的疾苦病痛。曾经在旅途
中，张明征碰到一位患有严重痢疾的患者。
虽然患者没钱就诊，但张明征仍让自己的

仆人把患者背到家里，悉心为他治疗。一个多月后，等到患者痊愈了，张明征还资助患者路费让他回家。世人用"视天下犹一家，救路人若骨肉"歌颂他这种视患者若骨肉亲人的高尚医德。

医者父母心，即医生对患者那种担心的心情，跟父母对孩子的心情是一样的。医生对患者常怀有更多的同情和体贴，急患者之所急。

《黄帝内经》中说："治癫疾者常与之居，察其所当取之处。"意思是医生对患有癫狂病的患者，要常去患者家中，与患者密切接触，以便于细致观察患者的发病情况，采取最适宜的治疗措施。

孙思邈在《备急千金要方·大医精诚》中指出："其有患疮痍下痢，臭秽不可瞻视，人所恶见者，但发惭愧、凄怜、忧恤之意，不得起一念蒂芥之心，是吾之志也。"即如果有患者患疮疡、泻痢，污臭不堪入目，平常人厌恶看到这些疾病，但医生则应该从内心为患者感到难过，充满同情、怜悯和关心，不能有一丝一毫的厌弃。

明代大家奚凤鸣，擅长治疗外科疮疡类疾病。他认为"痈疽中溃，积腐四周，非吮之不得尽"，建议患者找经过训练的专人对溃烂的疮疡进行吮吸治疗。对痈疽溃烂却雇佣不起专人吮吸的贫苦患者，奚凤鸣往往会用苦酒漱口，不避臭秽，亲自为他们吮吸痈疽。

宋代法医学家宋慈所著《洗冤集录》是世界上现存最早的法医著作。他在书中写道：法医必须严肃认真，高度负责，对死伤人员必须亲自检验查看，否则很有可能出现冤假错案。绝不能因"厌恶尸气"，就"高坐远离"，即因嫌尸臭而拒不检验，或让其他人代检。每遇死伤疑案，宋慈都秉持"事莫重于人命"的精神，不怕恶臭污秽，亲身动手验尸，践行着医者的职责。

存淡泊明志，弃攀慕虚名

《广事类赋》中记载，范仲淹曾言"吾不能为良相，必为良医，以医可以救人也"，意思是，如若不能成为安民济世的"良相"，那便成为一个悬壶济世的"良医"，"良医"同样能为国家、为社会做出自己的贡献，从而实现自己的人生价值。古往今来，"不为良相，愿为良医"者数不胜数，他们不附权贵，潜心治病救人，博施济众，这种淡泊名利、专注医学的崇高气节为世代百姓传颂。

"外科鼻祖"华佗一生于各地行医，声誉颇著，可他厌恶为封建统治者服务。"沛相陈珪举孝廉，太尉黄琬辟，皆不就"，即当时沛相陈珪和太尉黄琬等推荐华佗做官，都被他拒绝了，他更愿意在民间为劳苦大众解除病痛，后回归故里"数期不返"，被曹操催促多次，不肯返回而被杀害。

"针灸鼻祖"皇甫谧出身于官宦世家，但他从不趋炎附势，朝廷屡次召他为官皆不接受。皇甫谧专心致志，潜心于治病救人，终身"以著述为务"，著成我国历史上第一部针灸学专著《针灸甲乙经》，流传至今。

"药王"孙思邈多次辞谢隋、唐二朝统治者的征诏。唐高宗李治曾经要孙思邈出来做官，孙思邈奏说：我的能力有限，不能辅佐您治国理政，退而治病救人，才是我的兴趣所在。他毕生行医于民间，写出《备急千金要方》《千金翼方》等不朽论著。

有"山中宰相"之称的陶弘景早年辞官隐居，看到"穷村迥野，遥山绝浦"之间，百姓缺医少药，枉死者甚众。他说：

"夫生人所为大患莫急于疾，疾而不治，犹救火而不以水也。"梁武帝多次亲诏，陶弘景都婉言谢绝，专心整理本草著作，著成《本草经集注》《补阙肘后百一方》等。

金元四大家之一的张从正曾被召入太医院供职，却不愿迎逢宫中阿谀之风，毅然辞去官职，专注于医学研究，成为金元四大家中"攻邪派"的代表。

同为金元四大家之一的刘完素曾经用三服药治愈了金朝章宗皇帝女儿的重病。章宗三次欲封其为太医，刘完素三辞不就，坚持要行医于民间。他辞世后，金章宗御赐其"高尚先生"的称号。

钱乙曾因治愈皇亲小儿的疾病，被擢升太医院丞。但他始终牢记忠厚仁孝，对仕途并没有很大兴趣，执意弃官去民间行医，并总结多年经验著成《小儿药证直诀》，被后人尊为"儿科之圣""幼科之鼻祖"。

明代医学家楼英，自幼聪颖好学，12
岁能讲论"四书"，对医学也非常热爱，父
亲楼泳希望他求取功名，光宗耀祖，但楼
英却说："行医治病，惠及黎民，岂不胜于
为官？"立志从事救死扶伤的医学事业。
从 20 岁起，他一边读书学医，一边往来乡
村民间行医，亲自制药。46 岁的楼英经县
丞推荐，去京都给明太祖朱元璋治病。明
太祖病愈后，非常赏识他，要留他在京都
太医院任职。但楼英不愿在官府应酬，便
以年老体弱多病为由，上表谢辞。明太祖
只好下诏"赐归"。楼英回到民间后，一
边继续从医，一边著书。楼英长期深入民
间，为民疗疾，被家乡楼塔人尊为"神仙
太公"。

医圣张仲景在《伤寒论》序中批评那
些只知道追逐名利的行为，"怪当今居世
之士，曾不留神医药，精究方术……但竞
逐荣势，企踵权豪，孜孜汲汲，唯名利是

务"。在"朝为田舍郎，暮登天子堂"，以读书求仕为终极目标的封建社会，华佗、皇甫谧、孙思邈等这些名医不为功名利禄所动，不为享乐奢靡所扰，潜心医学，誓愿救百姓于病痛疾苦之中。他们淡泊名利、不慕虚荣的高尚品格，值得我们学习和景仰。

但虑病危重，己身置度外

　　《备急千金要方·大医精诚》中说，医者"不得瞻前顾后，自虑吉凶，护惜身命"，意思是作为医生不能只考虑自己的安危，更不能遇到难治棘手的危急重症不愿意冒险救治，怕治不好有损自己的名声或者担责任就拒绝患者。

　　民间有"医不叩门"的俗语，意思是医生不能不请自到，主动送医上门。因为如果这样没给人家看好病，责任就会更大，这对医生来说是一种对自己的职业有风险的行为。此外，主动请缨还会被人以为是邀功请赏，别有所图。但是有医家却真正做到了"见彼苦恼，若己有之，深心凄怆"，不去"瞻前顾后，自虑吉凶，护惜身命"，主动请求救治疑难危重患者。同时，他们也把救治疑难急危重症当作宝贵的学习机会，将个人安危利益相关的事情置之度外。

例如清代《初月楼闻见录》中记载名医范大捷医术超众，名扬全县。同乡里有一贫妇临产时突发天花，病情危重。当地其他医家因其病情危重，怕母子俱亡而不愿接诊。范大捷听说后，自己带上药物，一天过去诊视六七次，说"此妇若死，是殒二命也"。经范大捷认真治疗后，孕妇顺利产下胎儿。

清代著名温病学家王孟英自号"半痴"。这是因为每当遇到急重濒危的棘手患者，别的医生都担心无力回天，为了保住名声而不轻易前去救治。而王孟英却从不考虑这些，总是一心赴救。他说："我于世无所溺，而独溺于不避嫌怨，以期愈疾，是尚有半点痴心耳。"意思就是：我对世上的东西没有什么贪恋沉迷的，唯独执着于救治患者，不怕治不好可能会遭受埋怨，在看病这件事上我还有些沉迷和痴心吧。

还有民国医学泰斗张锡纯，在临床上每每遇到疑难急危重症的患者都会辗转思索，一旦有了明确的思路，即使是半夜，也会自己亲自上门，主动去救治患者。

同时，作为医生也不能因为畏惧病者的权势和地位，担心自己的前途安危就不敢直述病情。例如，医宗扁鹊见蔡桓公时，他就直言道："君有疾在腠理，不治将深。"直言不讳指出蔡桓公患有疾病，不及时治疗就会加重。蔡桓公却认为"医之好治不病以为功"，认为扁鹊是无中生有，想要邀功请赏，因此拒绝让扁鹊给自己诊治。尽管如此，扁鹊还是一次又一次地指出其病情已经逐步加重。

扁鹊到秦国行医时，准备用砭石治疗

秦武王的疾病。但武王却听信谗言，对扁鹊的治疗方法产生了怀疑。扁鹊得知后，愤怒地摔了石针，冒着生命危险义正词严地说："君与知之者谋之，而与不知者败之。使此知秦国之政也，则君一举而亡国矣！"意思是：你与懂得治病之事的人探讨治病方案，却又听信不懂医事的人取消了计划，如果用这种方法治理国家，那么会使秦国灭亡的。

《吕氏春秋·至忠》记载，战国时期名医文挚在治疗齐闵王的病症时，根据中医情志疗法"怒胜思"的原则，用反复激怒齐闵王的方法治愈了他，但最后却被怒不可遏的齐闵王烹煮而死。一代名医为了履行医生的使命，不顾个人性命安危，最终引来杀身之祸，这也许就是对"不得瞻前顾后，自虑吉凶，护惜身命"最悲壮的诠释吧。

三人有吾师，同行不相轻

　　《备急千金要方·大医精诚》中指出："炫耀声名，訾毁诸医，自矜己德，偶然治瘥一病，则昂头戴面，而有自许之貌，谓天下无双，此医人之膏肓也。"俗语说"同行是冤家"，有些医生为了抬高自己，便贬低他医。自视甚高，只顾炫耀自己的声名，随意毁谤贬低其他的医生，偶然治愈了一例病患就不可一世，洋洋得意，自诩为天下无双，这是很多不良医者根深蒂固的恶习。

　　清代医学家雷少逸在其著作《时病论》中也描述了医疗界相互轻视嫉妒的危害："夫医以苏人之困，拯人之危，性命为重，功利为轻，而可稍存嫉妒哉！奈何今之医者，气量狭窄，道不求精，见有一神其技者则妒之。妒心一起，害不胜言。或谣言百出，或背地破道。或前用凉药，不分寒热而改热；前用热药，不别寒热而改凉。不顾他人之性命，唯逞自己之私心，总欲使有道者道晦，道行者不行，以遂其嫉妒之意。"医疗行为关系着患者生命健康，医生之间如果为了自己的面子和利益，不实事求是，一味地嫉妒诋毁，只会扰乱正常治疗，贻误患者病情，承受巨大的损失。

明代陈实功在《外科正宗·医家十要》指出："凡乡井同道之士，不可轻侮傲慢，与人切要谦和谨慎，年尊者恭敬之，有学者师事之，骄傲者逊让之，不及者荐拔之，如此自无谤怨，信和为贵也。"即医生对待同行，不能有贬低轻慢的心态，一定要有谦虚谨慎的态度，对年长者要恭敬地请教，对学问造诣高者要像对待老师一样地请教，对于傲慢的人就谦让些，对于名气不如自己但又有实学的人要推荐提携，这样才能少一些怨恨诋毁，同行之间信任和睦。

明代有"医林状元"之誉的医家龚廷贤也在《万病回春·医家病家通病》中说："夫医为仁道，况授受相传，原系一体，同道虽有毫末之差，彼此亦当护庇，慎勿訾毁，斯不失忠厚之心也。"他倡导同行之间要互相扶持，不要相互訾毁，指出："吾道中有等无行之徒，专一夸己之长，形人之短，每至病家，不问疾疴，唯毁前医之过，以骇患者。"那些专门展示自己的长处，显现他医之不足，去诊治患者，不问病情如何，先诋毁贬损前面医生的不当之处，让患者惶恐不安的医生，都是非常没有德行的。

而医宗扁鹊就是死于这种"无行之徒"的手中。《战国策》中记载秦武王举鼎受伤，经太医李醯（xī）治疗后，病情没有任何改善，反而愈加严重，疼痛难忍。请来扁鹊诊治后，病痛大减，秦武王对扁鹊赞不绝口，并打算留扁鹊在秦国做太医令。李醯便对秦武王说："扁鹊不过一介游医，如何能做秦国的太医呢，这不让别国耻笑我大秦国没有医生了吗？再说我前面的治疗已经打下了基础，效果刚刚出现的时候让扁鹊赶上了。"妒贤忌能的李醯不仅打压贬损扁鹊，为了杜绝被取代的后患，还派人刺杀了扁鹊。绝世神医扁鹊就这样被嫉贤妒能的同行害死了。

"知之为知之，不知为不知""医家误，强识病"，若医生只从个人颜面和自身利益出发，不懂得求实态度的重要性，就会贻误病情，致使患者"不死于病，而死于医"。病有万变多端，医有精研无穷，个人的学识与经验终究有限，医术再高也总会碰到自己治不了的病。名医程国彭曾说道："病不识时莫强识，谦恭退位让贤能。"但要坦承自己治不了，甚至举荐他医，这对医家来说，是一种道德层面的考验。明末医学家萧京在《轩岐救正论》中说："遇有奇病未明，我见不到处，便令再延识者商治，勿专私意，勿讳我短，勿没人长，期愈人病。"意思是，有我所学不及、所治不能的病症，应该及时告知病家另请高明，不能为了自己的面子，避讳自己的短处，埋没别人的长处，应该只以让患者痊愈为目的。

元代朱丹溪和葛可久两大名医互相成就的故事被传为美谈。浙江有一大户人家的小姐患痨瘵病（肺结核），经名医朱丹溪治疗后，病情大有好转，但其面颊部红晕斑点始终无法消除。朱丹溪便坦诚地推荐了苏州名医葛可久。后经葛可久针刺治疗，小姐脸上斑点果真消失了。最后病家厚礼相谢，并称葛可久医术高超，但葛可久却非常坦诚地说："其实是丹溪先生医术高超，他已经将小姐的病基本治好了，我只不过是最后扎了几针而已，并无功劳。"朱、葛两位名医互相成就，彰显了大医之德。

《千金翼方》记载，当时深州刺史成君绰忽患了一种怪病，"颈肿如数升，喉中闭塞"，已有三日水米不下，来找孙思邈求治。孙思邈虽然见多识广，但对这个病也没有十足把握，且患者无法服用汤药，他便把患者推荐给针灸学家甄权。甄权针刺患者右手商阳穴，患者很快就好了。孙思邈能够毫无顾忌地推荐别人，还特地在自己的医著中记录此病案，足以看出他谦逊、诚实的医疗美德和态度。

明代著名针灸学家杨继洲，用针法治疗疾病非常有效，很多医生都纷纷去找他讨教，杨继洲都非常热情地倾囊相授，毫无保留地介绍自己的治疗经验，经常手持银针，在自己身上比画进针手法，甚至还把家传的秘本拿出来供世人学习。

明代医家王肯堂医术高超，有"神医"之称。他对待同行非常信任，从不自以为是。《对山医话》中曾记载这样一段故事。王肯堂80岁时患泄泻，自己和其他医生都认为是因为年老体衰，需要用滋补固摄之药治疗，结果越治越重；最后请李中梓前去诊治，李中梓诊视后，说："您年事已高，素体肥胖多痰湿，用滋补之药，则加重腻滞，现在必须用通利泄下的药物去除痰湿黏滞，您支持我的判断吗？"王肯堂听后，毫无疑虑地接受并用药，泄泻遂被治愈。由此看出，医生同行之间相互尊重与信任是十分重要的。

儿科鼻祖钱乙也是一位非常尊重同行、愿意提携后辈的医家。宋神宗时，太子患风癫病，御医都没能治好，请来钱乙，钱乙用黄土汤治好了。神宗皇帝夸奖他医术高明，并质疑御医们为何没有及时治愈太子。钱乙解释了自己的治疗思路后，补充说："诸医所治垂愈，小臣适当其愈。"意思是太子的病经过先前诸医的治疗已近痊愈，我不过是刚好碰到他病愈的时机。钱乙当着皇帝，没有居功自傲，诋毁他人的成绩，吹嘘自己，表现出非常难得的风度。

钱乙七十多岁时，做了翰林医官太医丞。当时的年轻医生董及之非常擅长治疗小儿痘疮。钱乙看了董及之治疗小儿天花的专书《小儿斑疹备急方论》后，认为其见解超过了自己，欣喜地说"予开卷而惊叹……深嘉及之少年艺术之精"，主动且谦逊地向后辈学习，还专门为这部书写了跋。后来阎孝忠将该书收入《小儿药证直诀》中，向大众推荐。钱乙不因为自己"专一为业，垂四十年"并高居"翰林医官太医丞"之位而目空一切，反而是积极鼓励青年后辈，扶持后学，这是非常可贵的优良品质！

清代对温病学体系的形成和发展作出

贡献的医家有四位比较出名，分别是叶桂、薛雪、吴瑭、王孟英，后人称之为"温病四大家"，其中叶桂和薛雪二人是处于同一时期的医家。相传有个更夫患水肿病，求薛雪治疗，薛雪认为这位患者已经病入膏肓，无可救治了。更夫回家途中倒在路边，恰巧被叶桂发现，一番辨证之后，叶桂认为该病是因更夫常年受有毒的蚊香熏染所致，由于辨证准确，不久更夫便痊愈了。更夫将此事广而告之，同城之人无不知晓。薛雪得知后，对叶桂恼羞成怒，遂将居所命名为"扫叶庄"，并手书匾额悬挂于门首。叶桂得知后也颇为愤怒，决定以其人之道还治其人之身，草书横匾"踏雪斋"于书斋门首，以表达对薛雪的不满之情。不久，叶桂的母亲突然因病卧床不起，叶氏为母医治却无好转。薛雪了解叶桂母亲的病情后，认为其病属阳明经证，非重用白虎汤不能扑灭其阳明熊熊之火，且生石膏须用至二斤方能奏效。薛雪托人将他的想法转告给叶桂，叶桂听后恍然大悟，急煎重剂白虎汤，其母服后果然病痊。事后，叶桂亲自上门拜访，感谢薛雪，薛雪也备受感动，为之前的事深感内疚，表示了歉意。此后二人共同切磋医术，分享经验，使温热病的研究在当时有了前所未有的进展。

清代医家缪希雍经常拜访一些有真才实学的医家，与他们交流经验。有一年，他去南京拜访了王肯堂。王肯堂对这次会见印象深刻，后来在《灵兰要览》中特地作了记述："秋天，缪希雍先生来访，我高兴地接待了他。我们在一起无拘无束地讨论了许多医学问题。他精辟的学术见解、渊博的知识和丰富的临床经验使我十分钦佩。我用酸枣仁补血的方法就是从缪先生那里学来的。"缪希雍在他的著作中也写了相同的情节，来纪念这次有意义的相会，并表达了相互学习之意和相互敬仰之情。

清代名医周学霆认为民间医生多系世传，且大多是一边行医一边采药，加上认真琢磨，反复实践，治疗某些疾病有丰富且独到的经验。他指出"大医见草医而惊讶，明医见草医而肃然起敬也"，指出同道之间应彼此尊重，切不可持门户之见而相互鄙薄。

目的纯正，尊重他人，是医务工作者在学术争鸣创新中应有的崇高品德。医乃仁术，作为医生必须心存仁厚，互敬包容。尺有所短，寸有所长，"三人行必有我师"，同行勿相轻，要博采众长，互相学习借鉴，以提高医术、治病救人为宗旨，这样才能取得更大的成就。同时，医学也是一门科学，有学术争鸣才能促进医学的繁荣和进步，医学同道之间应该以开明的态度求同存异，彼此尊重，而不能一味地囿于门户之见或以势压人，尤其是医学事关百姓的健康安危，医者互相借鉴学习，与时俱进，从实际出发，既不泥古废今，也不崇今废古，而是遵古不泥古，真正做到传承创新，这是医学工作者致力于医学发展创新的根本宗旨。

医者需自律，慎独修正身

　　陈实功在《医家五戒十要》中就明确指出："凡视妇女及孀妇尼僧人等，必候侍者在旁，然后入房诊视，倘旁无伴，不可自看。"自古以来，医家都十分强调医生绝不能借诊病之机调戏妇女。男性医生为女性看病时，务必有帮忙的仆人或者学生在一旁以求避嫌。陈实功强调，不但不能调戏妇女，甚至妓女亦当"视如良家子女，不可他意见戏，以取不正"。明代李梴在其《医学入门·习医规格》中指出："寡妇室女，愈加敬谨，此非小节。"

　　南宋医家张杲的《医说》中记载，宋徽宗宣和年间，有一位读书人，因病卧床多年不起，家人求医问药以致家境艰难，家徒四壁，可病情仍不见好转。他的妻子听闻名医何澄精通医术，便将何澄请到家中为丈夫诊病，无奈苦于家中器物早已典当一空，无法支付诊费，其妻便将何澄领入偏房，告之曰："拙夫抱病日久，家中典卖殆尽，无以供医药，愿以身酬。"何澄听后正色拒绝，并表示"但放心，当为调治取效"。面对患者妻子的"以身相酬"，何澄未曾有过邪念，守住了做人的底线，也维护了医者的尊严。经过何澄的悉心救治，这位读书人没多久便痊愈了。何澄能够不贪色欲，恪守德操，称得上是医者的楷模。

南宋洪迈在《夷坚志》中记载，当时邑丞的妻子李氏病重，找来医生聂从志为她诊病，不久李氏痊愈。李氏貌美但品行较差，见聂从志玉树临风，一表人才，便利用丈夫外出时，伪称有病，派人去请聂从志到家里，对其曰"赖君复生，顾世间物无足以报德，愿以此身供枕席之奉"，即要以报答救命之恩为由，诱惑聂从志。聂从志立刻起身离开，从此再不上门。

面对患者家属的无奈之举，能做到不趁人之危；面对患者主动投怀送抱，能做到坐怀不乱。这种良知和自律，以及对于医德的坚守，都值得世人称颂。

如今，随着人们法律意识和维权意识的强化，有关隐私的医患纠纷十分常见，这就更要求医者在行医过程中严格要求自己，不可有一丝淫邪之心，坚持职业操守和道德操守。

不文过饰非，
做"自讼之医"

医学是一门一直在探索中的科学，它不是神学，任何人治疗疾病都不可能百发百中，万无一失。古人云："人无完人，金无足赤。"作为一名医者，即便不能做到尽善尽美，但也一定要问心无愧，不要一味逞强，误人误己，要勇于承认自己的不足，敢于直面自己的问题。

明末清初著名医家喻嘉言在其著作《医门法律》中就提到医生要做"自讼之医"。自讼，即自我诉讼、自我谴责，意思是医者应常常自省、自责，反思专业学术的不足之处和诊疗病例的失误之处，从而精进医术，提高医疗水平。

撤牌停诊，回炉再造，需要医者具备足够的坦诚和极大的勇气。东汉大将邳彤，安国人，不仅能文善武，还精通药理，被称为药到病除的神医。他给一位同僚治愈了凶险的脑部"对口疮"后，对方给他挂了一块写有"药王邳彤"的门匾，一时名扬四方。有一次，他的姑母额头上长了一个恶疮，他怎么治也治不好。而后来得知姑母的疮被一位采药的乡医治好了，邳彤感叹天外有天，自己还不能被称为"药王"，于是便让人把门口挂的那块"药王邳彤"的匾摘了下来，潜心采药治病，最终成为名副其实的"药王"。

清代四大温病学家之一的叶天士也是一位敢于承认自己的失误，并诚恳道歉的医者。有一次，当时已经医名在外的叶天士给世交一匡公的父亲尔昌公治疗消渴病，诊治月余后，不见好转。叶天士分析治疗不效的原因后，主动向一匡公道歉，坦诚解释因为自己一开始所用的数方用之过早，于病无补，病已不救，无力再治。一匡公听后丝毫没有怪罪叶天士，反而对叶天士引咎自责的诚恳态度赞叹不已。以叶天士举世敬仰的医名，他完全可以通过夸大病情程度，轻而易举地粉饰自己的用药过失，但他却能够不讳己过，坦陈失误，实事求是地道出自己的疏漏，实在难能可贵。

对于"学问荒疏，治法谬误"的医生，清代医家徐灵胎曾有"撤牌读书"之诫，即要求医术不精的医生撤下行医招牌，重读医经自省。他认为医生要坚持"每月严课"，定期反思总结自己诊疗过程中出现的失误。他在《慎疾刍言》中讲："医之为道，全在自考。如服我之药，而病情不减，或反增重，则必深自痛惩。"意思是医生对于服药后患者病情没有得到明显改善的情况，不能不了了之，而是要对诊疗情况认真反思，要勇于自我批评，承认自己的诊疗失误，并借此找到自己疏漏欠缺的方面，重新温习医书，弥补自己的过失，务必"广求必效之法而后已"。

徐灵胎"撤牌读书"之训对后世医家影响甚广，比如近代名医蒲辅周早年就曾摘牌停诊，闭门苦读。有一次，重症感冒患者服用他开的桂枝汤后大汗淋漓，当时患者自觉轻松、热势减退，但次日病情再次反复，且出现头痛加剧、全身无力的症状。蒲辅周再读《伤寒论》，看到桂枝汤方证条文中明确写有"微似有汗者佳"，否则"病必不除"，他意识到是自己让患者出汗过多而造成病情反复和加重。蒲辅周觉得自己学术不够扎实，便决心摘牌停诊。周围的人认为他享有盛誉，完全没必要这样做，但蒲辅周执意停诊，闭门苦读三个月，重温医籍，博采各家之长。蒲辅周敢于承认自己的过失，并弥补不足，主动改正的精神值得称道，最终成为一代临床大家。"摘牌读书"的精神至今仍在激励医学工作者，在失误中总结经验，在不足中收获成长。很多名医正是因为具有自我反思并努力改正的精神，医学事业才不断取得进步。

　　清末民初徐珂的《清稗类钞》中记载福建名医王琢章，为人慈祥，对于患者如同对待父母一样，总是谆谆叮嘱疾病的注意事项。书中记载："遇难治之症，既处方矣，犹为之再三推究，有所增减，虽深夜，必使人叩病者门告之，或且深自引咎，改前方，不略自讳饰也。"说的是王琢章在治疗一些疑难杂症时，常常在给患者开出药方后，还会继续对病情和用药反复思考，再三推敲，有时意识到有用药的不妥，或者有更好的方案，便及时告知患者调换药物，从不敷衍了事或掩饰错误。有时有了好的思路，即使时值半夜，为了不贻误病情，他也会叫人上门告知患者修改药方，并认真检讨。

　　程国彭在《医中百误歌·医家误》中说道："医家误，强识病，病不识时莫强认，谦躬退位让贤能，务俾他人全性命。"敢于承认不足并努力改正、精进医术，是历代大医身上的"闪光点"，更是值得我们继承和发扬的宝贵精神财富。

言行必周全，病私需慎言

　　天人合一的整体观是中医理论体系的基本特点。中医学的研究更注重自然、社会与人的整体性，所以中医学特别强调人体健康与自然、社会因素的关系，重视精神因素对人体健康的影响。疾病的发生、发展与患者的精神因素有极大关系。诊疗过程中，医生的举止和语言，都会影响患者的精神状态，进而影响疾病的治疗。中医的医德规范与中医的学术思想融为一体，正是古代医德的优良传统。

　　宋代《小儿卫生总微论方》中有专篇《医工论》，其中提出"凡为医者，性存温雅，志必谦恭，动须礼节，举乃和柔。无自妄尊，不可矫饰"，认为医生的一言一行都要得体，要缓解患者忧虑和焦躁的情绪，从而建立信任、轻松的心态，这种积极的心态会对患者恢复健康起到促进作用。此外，医生更不可故弄玄虚，显示自己技术高明，即"疾小不可言大，事易不可云难"。医生要科学地讲解病情，尽量减轻患者的痛苦，急患者所急，与患者良好沟通，真正做到"交其友，知其心，治其病，安其神"，为患者创造良好的心理及生理环境。

作为医生应保持严肃端庄的形象，《备急千金要方·大医精诚》中提出，"夫大医之体，欲得澄神内视，望之俨然，宽裕汪汪，不皎不昧……不得多语调笑，谈谑喧哗"。一个德艺兼优的医生的风度，应是思想纯净，知我内省，目不旁视，形象庄重，气度宽宏，堂堂正正，不卑不亢……看病的时候不能嬉戏玩笑，谈论与疾病无关的杂事。

跟患者交谈，不仅是问诊的需要，也是一个医生对患者言语开导的心理治疗过程。《素问·五脏别论》中说："凡治病……观其志意，与其病也。"通过问诊，做到与患者进行思想的沟通。

《灵枢·师传》中论曰："人之情，莫不恶死而乐生，告之以其败，语之以其善，导之以其所便，开之以其所苦，虽有无道之人，恶有不听者乎？"这一段就是在讲医患沟通的原则，大意是说人都是留恋生命、害怕死亡的，因此要给患者指出疾病的危害，引起患者的重视；告诉患者治疗的好处，增强其战胜疾病的信心；指出治疗的具体措施，并劝告患者妥善调养；解除患者的消极心理状态，帮助患者从疾病的痛苦中解放出来。

同时，要想了解患者各方面的情况，医生还必须尊重患者，讲究礼貌，不失人情。这也是《灵枢》对医生道德上的一个重要要求："入国问俗，入家问讳，上堂问礼，临病人问所便。"文中尤其从"临病人问所便"的意义上，论述了礼貌问诊与治疗的关系，反复说明针对不同对象要有不同的劝告和说服方法，以取得患者与医者的合作，达到治疗的目的。《素问·移精变气论》中还指出，"闭户塞牖，系之病者，数问其情，以从其意"，意思是给患者看病时，应该考虑到患者的隐私，要选择环境安静的地方，关门闭户，耐心细致地询问病情，不要让患者有任何顾虑，要使患者畅所欲言，以了解详情。遇到有难言之隐的患者，医生要尊重患者的隐私，耐心进行引导，消除其疑虑，使其能倾诉自己难言的苦衷。这样既有利于患者树立乐观的情绪和战胜疾病的信心，也便于获得正确的诊断，采取合理的治疗措施。

医生针对患者的不同病症和病情阶段，

以准确、鲜明、生动、灵活、亲切的语言，分析疾病产生的根源和形成过程，以及疾病的本质和特点，教给患者战胜疾病的方法，激励、鼓舞患者增强同疾病作斗争的勇气和信心，充分调动患者配合治疗的能动性，逐步培养激发患者自我领悟、自我认识和自我矫正的能力，疏导患者，调动患者主动、积极、顽强同疾病作斗争的情绪。同时只有取得了患者的信任，才能使患者展露其病症与"隐私"，为取得良好的治疗效果创造条件。

"健康所系，性命相托"，患者将自己的健康甚至是自己的性命都交托给了医生，希望医生能帮助自己治好病症；医生对患者除了要有药物的治疗、语言的慰藉和鼓励，更要能减轻患者的心理负担，增强患者克服病痛的信心，这对患者来说是意义重大的。医生对于患者，除了要介绍病情，还要循循善诱，耐心开导，消除患者对治疗的恐惧和误解，这样不仅有利于疾病的治疗，也会使医患双方相处更为融洽。"To Cure Sometimes，To Relieve Often，To Comfort Always"（有时去治愈，常常去帮助，总是去安慰），这是长眠在纽约东北部撒拉纳克湖畔的特鲁多医生的墓志铭。医学的局限性决定了医生不是万能的，但给予患者安慰的话语，却更能使患者得到慰藉。很多患者，正是因为在临床得到医生的精神安慰，再配以适当药物治疗，从而促使病情好转。医者的安慰往往对患者起到莫大的鼓励作用，传统的中医学历来是讲究这一道德观念的。

清代名医何元长生性和蔼，医德高尚。当贫寒之人来诊病，何元长常奉送药品以减轻患者的负担。此外，他还非常重视自己所说的话对患者病情的影响。《初月楼闻见录》记载他的事迹："病者自远方来诊，其脉即危不治，必婉言以慰之，俟其出，则和告其从者而反其币，曰：'彼自远方来，生死视我一言，质言之，是趣之死也。'"何长元对那些从远处来求治的患者，即使诊断脉象显示病情已经非常危重，不能治愈了，他也要用婉转的话安慰患者。等患者离开后，再私下告诉患者的陪同者真相，并且退回诊费。何长元说："患者从远方来求诊，抱有一丝希望，这时候生死的信念完全寄托于我的话语，如果对危重不治的患者直言实情，必然给患者以精神压力，很可能会促使患者加速死亡！"

医者当慎言，还要求医生要站在患者的立场上，考虑患者的隐私，不能肆意宣扬患者的病情。明代外科医生陈实功在《医家五戒十要》中就明确规定："假有不便之患，更宜真诚窥睹，虽对内人不可谈。"陈实功不但医术高明，而且非常注意考虑患者的处境，遇有患不便谈论之疾病的患者，即使对自己的妻子亦保密。有一次，有位妇女患有性病，来找陈实功诊视，正在处方开药时，他妻子进来取药方。陈实功怕妻子看出药方是治性病的，让患者难堪，忙用手捂住处方，说"此方不可看矣"，并亲自为患者配药。

轻利存仁义，勿倚技牟利

　　孙思邈在《备急千金要方·大医精诚》中写道："医人不得恃己所长，专心经略财物。"宋代张杲曰："人身疾苦，与我无异，凡有请召，急去无迟。或止求药，宜即发付。勿问贵贱，勿择贫富，专以救人为心。"强调医生应清廉正直，不为名利所惑。他认为："凡为医者，须略通古今，粗守仁义，绝驰骛利名之心，专博施救援之志。如此则心识自明。又何戚戚沽名，龊龊求利也。"

　　医学是"博施济众"的仁术，不应该成为被用以谋取钱财的技术。行医者不能自恃医术高明，一心以牟取财物为目的。

"但愿人常健，何妨我独贫""只求世上无疾病，哪怕架上药生尘"，这些我们耳熟能详的谚语，都体现出了医者不求名利、志存活人的高尚思想。

明代医家龚廷贤在《万病回春·云林暇笔》中提出："勿重利，当存仁义，贫富虽殊，药施无二。"意思是医者应不忘初心，坚守本心，遵守职业道德，即使病家贫富悬殊，他开处的药物也是一样。清代名医费伯雄认为，"欲救人而学医则可，欲谋利而学医则不可"。清代陈修园则警戒行医者务必禁忌贪欲利心，一旦有贪欲之念，便会有"贫富歧视，同道相攻，伪药欺售，置人命于脑后"的恶劣行为。

北宋庞安时出身于世医家庭，自幼聪明好学，读书过目不忘。他医术精湛，行医不谋私利，《庞安时传》中记载其"为人治病，率十愈八九，踵门求诊者，为辟邸舍居之，亲视粥药物，必愈而后遣……病人持金帛来谢，不尽取之"，即常常让来诊者在自己家里住下，亲自照料，直至治愈后送走。宋代诗人黄庭坚曾写诗赞颂他"不问贫富……轻财如粪土，耐事如慈母而有常"。

医者在面对钱财的诱惑时，应该坚守本心，谨记自己的身份与职业道德，不要利令智昏，害人害己。《嘉兴府志》中记载，明代名医严乐善医德高尚，曾经有人带金器找到他，说自己的仇家是严乐善的一个患者，希望严乐善能给开一个可以缓慢毒死仇家的药方。严乐善不等此人话说完，便愤怒地把金器扔在地上，表示自己绝对不会干这种不道德的事情，还警告患者，如果继续找其他医家谋此不端之事，就去衙门告发他。这人最终迷途知返，羞愧不已，并对严乐善感激不尽。

民间有个歇后语，"郭常行医——不贪财"，讲的是古代饶州（今鄱阳县）名医郭常的故事。曾经有一个波斯商人路过饶州时，突发重病，请了好些医生，都不见效。商人找到郭常说："你若能治好我的病，我给你酬金五十万。"郭常针药并用，不久就治愈了波斯商人，但拒绝接受高额酬金，只收取了正常的诊费。别人不解，郭常说："夫贩贾之人，细度而狭见，终日希售榷买，计量于毫铢之间，所入不能补其望。今暴夺之息财五十万，则必追啬，郁愧宁能离其心？且药加于人，病新去而六腑方瘳，复有悒然之气自内而伐，即不可救，奈何？"意思是，经商之人，锱铢必较，突然收了他五十万，他的心里一定觉得痛惜。他的病刚好，五脏六腑元气还未彻底恢复，失财郁闷之气从内再侵入腑脏，那就无可救药了。

　　还有唐代名相狄仁杰，跟郭常一样不重钱财，拒收酬谢财物。狄仁杰在医学方面也有很深的造诣，尤其擅长针灸，这不常为人所知，可能是因为他政绩显著，医名为政名所盖的缘故。唐《集异记》中就载有这样一个故事：狄仁杰赴京应考，路上遇见一个字牌，上书"能疗此儿，酬绢千匹"。有位富人家的孩子，年纪十四五岁，躺在字牌下面。孩子鼻部生有拳头那么大的瘤子，两只眼睛也被往下牵拉，病情十分严重。狄仁杰叫人把孩子扶起来，用针在他的脑后部扎进去一寸左右，问孩子："你的瘤子上有感觉吗？"患儿点点头。狄仁杰马上把针拔出来，刹那间瘤体竟从鼻上掉落下来，两眼也顿时恢复了正常，病痛全部消失。孩子的父母及亲戚边哭边磕头，一定要给狄仁杰送绢千匹。狄仁杰笑曰："急患者之所急，痛患者之所痛，是履行一个医者的职责，怎能以技牟利。"说罢，上马而去。

郭常和狄仁杰这样宽厚博大的胸襟和为患者着想的仁爱之心，真的是医家之表率。

"杏林春暖"和"橘井泉香"是中医常讲的典故。

"杏林春暖"讲的是建安名医董奉，医术高明，治病不取钱物，"重病愈者，使栽杏五株，轻者一株"。重病经治得以痊愈者，董奉让患者在屋后栽杏五株，轻病得以痊愈者栽杏一株。"如此数年，得十万余株，郁然成林。"春天杏子熟时，董奉便在树下建一草仓储杏。需杏子者可用谷子交换，再将所得之谷赈济贫民。

而"橘井泉香"讲的是汉文帝时，湖南郴州医家苏耽，医术绝伦，品德高尚，为人看病不计报酬。他外出学道，临别前叮嘱母亲："明年郡有疫，可取庭前井水、橘叶救之。"第二年果然发生疫情，其母按其嘱托，凡来求医者，每人赠予院内井水一升、橘叶一片，挽救了无数人的性命。

这些典故都体现了医者乐善好施的美德。

病普同一等，医一视同仁

《备急千金要方·大医精诚》中指出，"若有疾厄来求救者，不得问其贵贱贫富，长幼妍媸，怨亲善友，华夷愚智，普同一等，皆如至亲之想"。意思是当患者来求救时，在医生的眼中，患者只有急缓之分，而无高低贵贱之分；病痛面前，医生不能考虑患者与自己的亲疏恩怨之别，无论长幼、美丑、智愚，无论是何民族，都要一律同样看待，都要像对待最亲近的人一样。

元代医家曾世荣在《活幼心书》中也指出，要"凡有请召，不以昼夜寒暑，远近亲疏，富贵贫贱，闻命即赴"。

医德高尚的医家不但对患者不分贵贱，

甚至还会根据实际情况而"先贱后贵"。明代黎澄的《南翁梦录》中记载名医范彬，就是对于患者"只分急缓，不分贵贱"的践行者。一日有位平民紧急上门求助，说其妻子因分娩而血崩不止，生命危在旦夕。范彬正要随他出诊救人之时，对范彬有提携之恩的朝廷贵族陈英王也派人来请他，说宫中"贵人有发寒热者，召公看之"。范彬判断贵妃之病短时间内没有太大危险，但那位平民之妻，临产流血过多，母子性命危急，便辞去宫中来者，先去救治产妇，待母子平安脱险，才去宫中救治贵妃。陈英王了解实情后，曰"汝真良医，既有善艺，又有仁心"。

明代著名医药学家缪希雍医术高超，他的医德也非常高尚，虽然经常被王室贵族请去看病，但他对地位卑微的患者同样心存怜悯。他在撰写的《神农本草经疏》一书中指出，对患者要"等心施治，勿轻贫贱"。曾经京城一宦官家中的婢女患传染病，危在旦夕，婢女身份卑贱，且诸医担心被传染，都唯恐避之不及，而缪希雍得知后，立刻骑马前去施救。

清代名医王旭高，医术精湛，声名远扬。按照当时的习俗，像他这样的名医出诊，都是需要雇轿子来请的，而穷人往往连诊费药费都拿不起，更何况是雇用轿夫出行呢？于是王旭高特地养了一匹白马，出诊时，近的地方步行去，路途较远的就骑着马去，因此在当时被世人尊称为"白马医生"。此外，王旭高出诊时总是先到贫苦人家，然后才去富贵人家。他说："贫者藜藿之体，类多实病与重病，急而相求，宜早为治，否则贻误病机。富者养尊处优，类属轻症与虚症，调理者居多，略迟无妨，故不得不有缓急先后也。"意思是穷苦之人，生活艰苦，不到急切不能忍受的程度，一般不会轻易看病，所以来看病的穷人，一般都是急症、重症，需要尽早诊治，不然就会耽误救治。而富贵之人，养尊处优，一般稍有不适就会调理诊治，得的也多为轻症和虚症，所以稍晚去诊治也可能没有大碍。所以医生要根据具体情况，来评估看诊的先后、缓急。

清代名医冯兆张在《冯氏锦囊秘录》中写道："凡病家请看，当以病势缓急，为赴诊之先后。病势急者，先赴诊之；病势缓者，后赴诊之。勿以富贵贫贱而诊视便有先后之分。"

元末明初的名医刘勉曾任太医，他说过"富者我不贪其财，贫者我不厌其求"，把"不分贵贱，一视同仁"作为自己行医的信条。

明末著名医药学家万密斋，清初被康熙皇帝封为"医圣"。他不仅医术高超，医德也非常高尚，认为："医者，仁术也，博爱之心也，当以天地之心为心，视人之子犹己之子，勿以势利之心易之也。"万密斋和同乡胡元溪两家世有宿怨。胡元溪的儿子患咳嗽屡治不愈，遍请医生治疗无效，且日渐严重，到了"咳百十声，痰血并米"的程度，不得已，只好拉下脸去请万密斋前来医治。经万密斋的诊治，小儿"咳减十分之七，口鼻之血止"，同时万密斋嘱咐道，该病拖延日久，需要连服半月的药才能彻底治愈。但胡元溪却嫌好得太慢，怀疑万密斋不肯全力为其诊治，便改请他医。结果病儿咳嗽复发，病情加重。胡元溪再一次恳请万密斋出手救治，经过万密斋的再次治疗，不久病儿便彻底治愈。有人对万密斋不计前嫌的做法不理解，万密斋说："予以活人为心，不记宿怨。"

《备急千金要方·大医精诚》指出，医

生不能以私人的恩怨情仇来区分对待患者，无论贵贱亲疏，都应一心赴救。万密斋行医不记宿怨的故事为人称道，为后人真正树立了高尚的医德典范。

上医能医国，医者家国情

《国语·晋语》中说"上医医国，其次疾人"，这里的上医是指深谙治乱之道的宰相，可以辅佐国君治理天下，使百姓安居乐业。如不能做一个有助于治国安邦的宰相，退而求其次的话，则可以做好的医生，去治病救人。范仲淹在千古传诵的《岳阳楼记》中写道："居庙堂之高则忧其民，处江湖之远则忧其君。"意思是在朝廷里做高官就应当心系百姓，处在僻远的民间也不能忘记关注国家安危。南宋吴曾在《文正公愿为良医》中记载范文正公（范仲淹）入仕做官前曾经说："能及小大生民者，固唯相为然。既不可得矣，夫能行救人利物之心者，莫如良医。"意思是，有才学的大丈夫，固然期望能辅佐君主治理国家，但如果实现不了这个目标，那就不如做一名技艺高超的医生，身在民间而依旧能泽被黎民苍生。这种"进则救世，退则救民，不能为良相，亦当为良医"的思想正是那些有志之士的家国情怀。

《千金要方》云："古之善为医者，上医医国，中医医人，下医医病。"行医仁为首，悬壶济世，治病救人，救死扶伤；为官德在先，安民济世，救国救民。无论是为医还是为官，都要牢记自己的责任和使命，在危急时刻挺身而出，救百姓于水火之中。在我国古代，不乏亦医亦官、医人医国的典范，他们在中华民族历史上留下了光辉的印迹。

"金元四大家"之一的李杲曾因母亲患病不得善治而苦学医论，后来在担任济源县监税官期间，恰逢大头瘟流行，民众闭户，"亲戚不相访问"。一众医生查遍医书，找不到与之对症的方药，只能根据自己的经验来诊治，造成很多人因"药不对症"而死亡。为官的李杲见状心急如焚，焦急不已，危急时刻他挺身而出，深入疫区掌握临床资料，"废寝食，循流讨源，察标求本"，潜心钻研《黄帝内经》《伤寒论》等医书，终于弄清大头瘟的病证缘由，并研制出著名的防瘟疫方——"普济消毒饮"。为了让更多百姓使用药方，他命人将药方张贴于各个街口，让老百姓们照方抓药，挽救了济源一带很多百姓的生命。李杲为官从政，面对疫情，挺身而出，责无旁贷，在百姓需要他的时候敢于担当，甘于奉献，将自己肩上的责任与使命诠释得淋漓尽致，令人钦佩不已。

医圣张仲景曾举孝廉做了长沙太守，当时正处于战乱连连、瘟疫丛生的东汉末年，正如曹操的诗词《蒿里行》中所写的：

"白骨露于野，千里无鸡鸣。"正是因为生于这样的年代，面对这样的病痛，张仲景立志要救民于水火之中，帮助人们摆脱疾病的困扰。在封建时代，做官的大多不会随便接近百姓，更不用说为他们除病祛疾了。于是张仲景便做出一个"敢为天下先"的决定，他在每月初一和十五这两天，大开衙门，不问政事，让生病的百姓们进来看病。从此，每逢农历初一和十五，长沙太守衙门前便聚集了来自各方求医看病的群众，甚至有些人带着行李远道而来。坐堂，本来是指官吏坐于厅堂处理事务，因张仲景坐堂行医，从此便有了一个特殊的称谓——"坐堂医"。后来人们就把坐在药铺或医馆里给人看病的医生通称为"坐堂医生"，用来纪念张仲景。

国家兴亡，匹夫有责，除了这些为官依然悬壶济世的代表，还有一些医术高明的医者，虽处江湖之远，却"位卑未敢忘忧国"，而且在治理国家方面也做出了突出贡献，造福了国家和百姓。

　　清代江南重固镇有"重固三何"之称的何元长、何书田、何鸿舫祖孙三代名医，其中何书田是何元长之子，何氏医家第二十四代传人，医术非常高超，世称"起疾如神，为嘉道间吴下名医之冠"。当时何书田曾多次为林则徐及其家人治愈疾病，林则徐曾写联"橘井活人真寿客，干山编集老诗豪"，称赞何书田。林则徐禁烟期间，烟民毒瘾深痼，加重了禁烟法令推行的难度，而何书田对烟毒也是深恶痛绝，但历代医籍中没有记载解鸦片烟毒之药。何书田根据烟毒患者的症状，"爰据医经，审救治理，考诸药性，参之古法，编辑成方"。他辑著了《救迷良方》一书，书中历数吸食鸦片之毒害，论述治疗原则及具体方法，辑录了治疗吸食鸦片中毒之验方，其中包括著名的"林文忠公戒烟丸"，俗称"林十八"，是以林则徐冠名，由十八味中药配成的去毒瘾药。许多吸毒者经服药后断绝烟瘾，逐渐恢复健康。林则徐评价他"读史有怀经世略，检方常著活人书"。

何书田厚学多才，博闻强识。林则徐任两江总督时，经常向他咨询国家时政问题，何书田曾于四昼夜间写出《东南利害策》一文，就水利问题向林则徐献计献策。因为何书田在松江、上海、苏州、杭州等地经常走水路出诊，对江南一带的水文、地址、气候、人文等非常熟悉，所以他提出的水利方面的见解和建议很有参考价值，其中九条建议被采纳。何书田可以称得上是医术高明、心系天下的大医，国之有医如此，是人民之幸事。

为国家水利工程建言献策的医家还有清代医家徐灵胎。他少年时就痴迷潜心学医，医术高超。他的患者、著名诗人袁枚评价徐灵胎的医术"神施鬼设，斩关夺隘，如周亚夫之军从天而下"。徐灵胎为治病四处游历，途中留心各地地形及水利工程，精通水利工程建设。雍正二年，徐灵胎听闻所在县府水利修建计划是傍塘岸深挖起土，并将挖出来的土填在堤岸，他立刻给县令上书："误也。开太深，则费重，淤泥易积，傍岸泥崩，则塘易倒。"并建议远离堤岸，在河的中央挖掘，便于大船航行，小船可以从两边走，堤岸也稳固安全。县令采纳了徐灵胎的建议，果然"工省费而塘以保全"。后来徐灵胎还专门编写了《吴中水利志》，为保一方百姓平安作出了自己的贡献。

其实医学和水利，表面上看起来是完全无关的两个领域，但按照中国的哲学观和中医的整体观，天地山川和人的五脏血脉都是一个整体。"中医整体观"，强调"天人合一"，也就是人与自然的和谐共处。何书田和徐灵胎运用自己的水利知识和医学知识，在水利工程方面也贡献了自己的一分力量。

金末元初的针灸医家窦默，自幼好学，博览群书，后经历战乱，依靠母族吴氏才勉强存活下来。后来，有一王姓老医生将女儿嫁与他为妻，并劝他从事医业，他这才踏入医道。窦默医德高尚，为人治病，从不计报酬，不论贫富，皆一视同仁。元初忽必烈即位后，任命他为翰林侍讲学士，并让皇子们跟从他学习。忽必烈还经常召见他问询兴教、行医等治国策略。窦默通过个人努力，在那个改朝换代的历史时期，一定程度上促进了蒙古族的汉化进程，促进了医疗、文化教育事业的发展，真正践行了"上医医国"的理念。

明代医家王肯堂自幼博览群书，因母亲重病而研习医学，治好了很多病危重症患者。但他的父亲不愿让他继续学习医学，只想他考取功名。后来王肯堂于 40 岁时考中进士，官授翰林院检讨，参与国史编修。当时倭寇侵犯沿海一带，王肯堂向皇帝奏呈陈词十条建议，并毛遂自荐，愿以御史身份赴海上练兵，扬国家军威，震慑击退敌寇，但他的提议却遭到一些同僚的攻击和皇帝的斥责。万历二十一年（1593），他愤然称病，辞官回乡，以行医著书为业。

倡导中西医结合的张锡纯志存高远，以"志诚"为信条，书屋名"志诚堂"。他说"人生有大愿力而后有大建树……学医者为身家温饱计则愿力小，为济世活人计则愿力大"，意思是，作为一名医生要有济世救人和心怀天下的抱负和志向，才能取得杰出的成就。他虽终生未步入仕途，但忧国忧民、先天下之忧而忧的境界却始终保持。1924 年，张锡纯曾赋诗一首，字里行间流露出深深的未能医国的遗憾之情：

自命生平愿不凡，良医良相总空谈。

坎坷无碍胸怀阔，遭际常怜国运艰。

忧世心从灰后热，活人理向静中参。

轩岐奥理存灵素，化作甘露洒大千。

其实张锡纯为中医学做出的卓越贡献是举世皆知的。1954 年，石家庄市暴发流行性乙型脑炎疫情，病死率很高。当时中医界推广运用张锡纯重用石膏的经验治疗，获得良好的效果，后来卫生部门将这一治疗经验向全国推广。张锡纯留下的宝贵医学财富至今还在造福着国家和人民，这也许是他的家国情怀得以抒发的最好方式吧。

这些古代医家，抱着同国家荣辱与共的家国情怀，肩负着对民族兴衰的担当和对人民疾苦的牵挂，高风亮节，是中医发展长河中璀璨的明星。当代为医者，当秉承传统中医的人文精神，不仅要有对医术认真钻研的严谨态度，更要有与时代、与国家同呼吸、共命运的高尚情怀，如此则中医星星之火不灭，方能不断兴旺发展。